Dr DALET, j'ai mal, que faire?

DE LA MÉDECINE TRADITIONNELLE À LA MÉDECINE DOUCE

Données de catalogage avant publication (Canada)

Dalet, Roger

Docteur Dalet, j'ai mal, que faire?: de la médecine traditionnelle à la médecine douce

Comprend un index.

1. Soins de santé primaires. 2. Douleur - Traitement. 3. Homéopathie. 4. Acupressure. I. Titre.

RA427.9.D34 1997 615.5 C97-940750-8

DISTRIBUTEURS EXCLUSIFS:

- Pour le Canada et les États-Unis:
  MESSAGERIES ADP*
  955, rue Amherst
  Montréal, Québec
  H2L 3K4
  Tél.: (514) 523-1182
  Téléc.: (514) 939-0406
  * Filiale de Sogides ltée

- Pour la Belgique et le Luxembourg:
  PRESSES DE BELGIQUE S.A.
  Boulevard de l'Europe, 117
  B-1301 Wavre
  Tél.:(010) 42-03-20
  Téléc.: (010) 41-20-24

- Pour la Suisse:
  TRANSAT S.A.
  Route des Jeunes, 4 Ter
  C.P. 125
  1211 Genève 26
  Tél.: (41-22) 342-77-40
  Téléc.: (41-22) 343-46-46

- Pour la France et les autres pays:
  INTER FORUM
  Immeuble Paryseine, 3, Allée de la Seine,
  94854 Ivry cedex
  Tél.: 01 49 59 11 89/91
  Téléc.: 01 49 59 11 96
  Commandes: Tél.: 02 38 32 71 00
  Téléc.: 02 38 32 71 28

Dépôt légal: 3e trimestre 1997
Bibliothèque nationale du Québec

ISBN 2-7619-1398-1

Dr Roger Dalet

Dr DALET, j'ai mal, que faire?

DE LA MÉDECINE TRADITIONNELLE À LA MÉDECINE DOUCE

LES ÉDITIONS DE L'HOMME

Introduction

Avoir mal quelque part et ne pas savoir ce qu'on a, quoi de plus désagréable? Voir quelque chose se déformer sur notre corps et rester dans le doute, quoi de plus irritant? Craindre une maladie grave et ne pas savoir si cette crainte est fondée ou ignorer de quel mal il s'agit, quoi de plus angoissant? Toutefois, allez-vous penser, il y a le médecin.

C'est vrai, mais on ne peut pas toujours le rencontrer immédiatement. Aussi est-il avantageux d'essayer d'établir son propre diagnostic, pour se rassurer ou, le cas échéant, s'alarmer à juste titre. D'ailleurs, une étude attentive de soi-même ne peut qu'être utile au docteur dont le travail aura été simplifié, décanté, mâché en quelque sorte. Et quelle satisfaction ne ressent-on pas de se connaître mieux soi-même? Mais, objectera-t-on, il doit être très difficile de jeter les bases de son propre diagnostic.

Moins qu'on ne le croit, quand on identifie bien ses symptômes. Pour ce faire, nous disposons de moyens efficaces, qui consistent simplement à bien s'examiner, à bien se palper, à bien s'analyser.

Le but premier de ce livre est de vous guider dans cette démarche.

Cependant, il est bien entendu que nous n'avons pas décrit ici toutes les maladies existantes (plusieurs volumes n'y suffiraient pas!), préférant nous limiter à celles qui sont, de loin, les plus fréquentes. D'ailleurs, quelle que soit la maladie, la consultation du médecin reste nécessaire.

Dans un deuxième temps, n'est-il pas intéressant de savoir quels traitements découlent de nos observations?

Là encore, il n'est pas question pour nous de nous substituer au médecin, mais de présenter les réponses thérapeutiques que les divers types de médecine offrent dans chaque cas.

À ce sujet, le professeur Jean-Pierre Bader résume bien notre philosophie lorsqu'il écrit, dans *Vidal du particulier:*

> Quand il s'agit d'un médicament de prescription, le rôle du médecin et son relais par le pharmacien sont évidemment décisifs. Mais la pédagogie, car il s'agit bien de cela, est aussi affaire de préparation des esprits et de conviction.

Le message des professions de santé pourrait être amplifié, complété de différentes façons. Un minimum de connaissances sur les problèmes de physiologie du corps humain, sur l'hygiène et sur le médicament devrait être diffusé dès l'école et ensuite par les médias, qui ont dans ce cas un rôle utile à jouer.

Le médecin pourrait alors dialoguer avec un patient mieux instruit, qui pourrait lui signaler un symptôme anormal, lui poser des questions. [...]

Le problème serait de même nature pour le pharmacien dans le cadre de ses conseils au patient.

On retrouve ici très clairement pour le praticien l'intérêt d'avoir des partenaires avertis et, pour le patient, l'intérêt — on pourrait presque dire son droit légitime — d'avoir accès à des informations fiables, qui faciliteront le dialogue avec son médecin et son pharmacien.

Dans cet esprit, cet ouvrage se propose de dresser un «panorama» des traitements offerts par les différentes médecines.

Quelques renseignements complémentaires

Si, en matière de traitement classique, les moyens sont bien connus: comprimés, piqûres, suppositoires, etc., il n'en va pas toujours de même pour les médecines naturelles: ostéopathie, acupuncture, homéopathie. Aussi croyons-nous utile de fournir ici un bref résumé de leur mode d'utilisation. Nous ne ferons que rarement allusion à l'ostéopathie, car il est en général bien difficile de se manipuler soi-même, sauf dans certains cas particuliers. Par contre, nous ferons appel à l'acupuncture dans presque tous les chapitres. En effet, les points signalés étant ceux que décrit l'acupuncture chinoise, on peut les stimuler soi-même aisément avec les doigts (digipuncture). Pour ce faire, il suffit, une fois que vous les avez repérés, d'appuyer fortement dessus avec le pouce ou le majeur, et de tourner dans un sens ou dans l'autre pendant, en général, deux ou trois minutes.

Les médicaments homéopathiques, quant à eux, se présentent principalement sous deux aspects:

- Sous forme de granules vendus en tube. Les dilutions indiquées ici sont de l'ordre de 4 ou 5 CH. On absorbe alors, en les plaçant sous la langue, deux granules trois fois par jour, ou plus selon le cas.
- Sous forme de doses dont la dilution habituelle est de 7, 9, 15 ou 30 CH. Il s'agit de tout petits tubes contenant des granules minuscules, que l'on prend d'un coup. Comme pour les autres, on met ces granules sous la langue et on les laisse fondre sans sucer ni croquer, ce qui demande quatre ou cinq minutes.

En ce qui concerne les médicaments classiques, ils sont évidemment très nombreux. Les noms de spécialités variant d'un pays à l'autre, nous indiquerons simultanément les médicaments français et, lorsqu'ils existent, leurs équivalents canadiens (entre parenthèses). Comme pour les médicaments homéopathiques, nous n'en citerons dans chaque cas que quelques-uns. Cela ne veut pas dire que les autres soient moins efficaces. Le médecin décidera de ce qui convient le mieux en fonction de ses observations et de son expérience.

Aérophagie

J'ai des gaz. Que faire?

J'ai des gaz, je suis tout gonflé. Voilà des mots que l'on entend souvent.

Encore faut-il savoir de quels gaz il s'agit. Le langage populaire les distingue selon l'orifice qui les évacue; il s'agit en fait d'aérophagie lorsqu'ils sont expulsés vers le haut, et de vents (aérocolie) lorsqu'ils sont expulsés vers le bas, même si les mots qui les définissent habituellement sont plus brefs... et plus crus. Voyons ce qui se passe dans les deux cas.

L'AÉROPHAGIE

Pour les médecins français, ce n'est qu'un symptôme; pour les Anglo-Saxons, il s'agit d'une maladie authentique. Celui qui en souffre partage assez cette opinion. Qu'en est-il réellement? Il faut d'abord savoir que le rejet d'air par la bouche, ou éructation, est un phénomène naturel. C'est surtout après le repas qu'il se manifeste sans inconvénient; n'est-il pas le bienvenu chez le nourrisson et, dans certains pays d'Orient, un signe de politesse? Une partie de l'estomac contient du gaz en permanence, d'où son nom de poche à air.

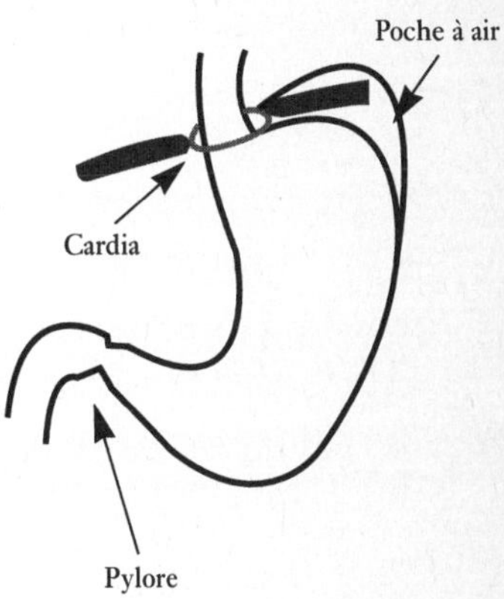

C'est cette poche qui recueille les gaz avalés avec la nourriture (on avale autant d'air que d'eau), les gaz issus des aliments (pomme de terre, par exemple) ainsi que ceux qui «remontent» de l'intestin au cours de la digestion. Le moindre soupir est pourvoyeur d'air. Mais cet air est évacué aussitôt. Quand il ne l'est pas et que les éructations deviennent fréquentes et sonores, on parle d'aérophagie. Certaines personnes en ont plusieurs fois par minute, ce qui entraîne les perturbations que l'on devine, tant sur le plan individuel que social.

En étudiant le sujet qui «rote», on constate que chaque éructation est précédée d'une inspiration et d'un mouvement de la gorge; elle entraîne une sensation passagère de mieux-être, mais elle est accompagnée d'une nouvelle entrée d'air et… le cycle recommence. Pour en savoir plus long, il faut répondre à un certain nombre de questions.

Y a-t-il des signes associés?

Une sensation de blocage dans la poitrine annonce souvent une maladie de l'œsophage.

Un «retour» de nourriture, appelé régurgitation ou mérycisme, implique la jonction œsophage-estomac (le cardia).

Un gonflement, réel ou non, de l'estomac évoque une maladie de la «vidange» gastrique au niveau du pylore (ulcère, entre autres).

Une impression de digestion lente durant des heures accompagnée d'une somnolence et d'un bruit de «clapotage» signale souvent une descente de l'estomac coïncidant généralement avec une dilatation de cet organe (gastroptose).

Enfin, certains symptômes plus alarmants — remontée d'acide, toux, nausée et vomissements — font penser à deux affections: le reflux gastro-œsophagien, associé ou non à une hernie hiatale, et l'ulcère de l'estomac ou du duodénum. Ces symptômes commandent un examen précis: la fibroscopie. Celle-ci révélera dans certains cas une origine organique.

Origine organique

Le problème se situe parfois au niveau de l'œsophage. Cet organe peut être dilaté (brachy-œsophage) ou, à l'opposé, montrer un rétrécissement à sa sortie, conséquence des remontées d'acide gastrique.

L'estomac lui-même peut être en cause: gastrite, ulcère ou tumeur.

On pense enfin à une maladie connexe, par exemple des calculs dans la vésicule, voire un infarctus du myocarde, qui se révèle par une aérophagie.

Si l'on ne trouve rien du côté des organes, on peut conclure à un trouble fonctionnel.

Trouble fonctionnel

Il se manifeste par un tic, véritable «rotomanie», dont le sujet n'est souvent même pas conscient, malgré la gêne qu'il entraîne. Un test bien simple permet de s'en assurer; il consiste à placer un stylo entre les dents du sujet. Celui-ci ne peut plus déglutir d'air, et l'aérophagie se calme rapidement. Enfin, dans beaucoup de cas, les gaz «du haut» sont provoqués par ceux «du bas», autrement dit par le ballonnement intestinal.

Ballonnement intestinal

Il est lié à l'accumulation de gaz dans le gros intestin. C'est la maladie la plus fréquente après le rhume de cerveau. Le gonflement est réel; le malade se voit obligé de desserrer sa ceinture, soit au cours du repas, soit à la fin ou deux heures après. Il s'y rattache des malaises multiples, certains purement intestinaux: constipation, diarrhée, douleurs du ventre de localisation variable, nausées, aérophagie.

Mais il s'y ajoute d'autres symptômes, en particulier les maux de tête, l'ensemble réalisant l'aspect classique — et bien français — de la «crise de foie». Il s'agit en réalité d'une crise d'intestin, presque toujours liée à des allergies alimentaires: aux œufs, au chocolat, aux graisses, voire aux médicaments, et trop souvent attribuée à une origine psychique. Il est certain que le stress contribue à aggraver tous ces troubles, mais chercher, comme cela s'est déjà vu, leur origine dans une enfance surprotégée ou une personnalité timide paraît bien hasardeux. D'autant que des examens plus poussés peuvent — quoique rarement — révéler une cause organique: présence d'amibes ou de polypes.

Traitement

Pour combattre l'aérophagie, le simple bon sens prescrit quelques règles de base: prendre son temps pour manger, expirer à fond en mastiquant, boire en trempant franchement les lèvres dans son verre, éviter les boissons gazeuses et ne pas fumer, surtout à table, car fumer fait avaler de l'air, tout comme mastiquer de la gomme à mâcher.

En cas de ballonnement, il convient de traiter tous les troubles à la fois en réduisant la consommation de féculents, d'alcool, de café, de graisses et de sucres, en évitant de boire en mangeant et en pratiquant un exercice physique (marche) après le repas.

Les traitements sont identiques dans les deux cas.

En médecine classique, on peut utiliser, en comprimés, sirops ou suppositoires:

- des absorbants des gaz à base de charbon, par exemple Bromocarbone (charbon de bois activé), ou d'aluminium: Polysilane (Ovol, Phazyme), Phosphalugel (Gaviscon, Amphojel), Gelosedine, Maalox (même);
- des «accélérateurs» de la digestion: Primpéran (Maxeran), Motilium (même), Prepulsid (même), Debridat (Modulon);
- des sédatifs: Librax (même), Duspatalin, Viscéralgine;
- deux classes de produits: les antagonistes de l'histamine, comme Tagamet (même) et Azantac (Zantac, Sulcrate), ou les inhibiteurs de la «pompe à protons», tel Mopral (Losec).

En acupuncture, deux points soulagent ces symptômes: l'un situé sur l'avant-bras, l'autre sur le côté extérieur du pied, tous deux à mi-chemin des extrémités de ces membres. On les masse au moment des crises.

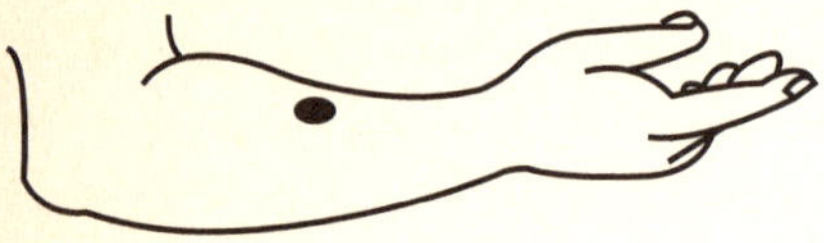

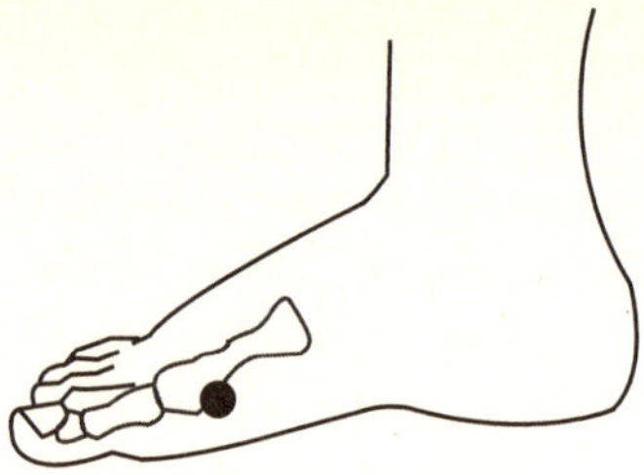

En homéopathie, des gouttes d'Origanum en teinture mère et des granules de Kalium carb. à 4 CH sont efficaces, mais aussi des doses à 9 CH de Nux moschata pour les ballonnements survenant au cours du repas, de Carbo veg. en fin de repas et de Lycopodium deux heures après.

Signalons enfin deux méthodes complémentaires: les techniques de décontraction, qui consistent à relâcher l'abdomen par simple effort mental, et la manipulation des organes abdominaux, qui dénoue efficacement les spasmes.

En règle générale, les méthodes naturelles sont les plus indiquées pour soulager ces troubles essentiellement fonctionnels.

Amaigrissement

Je maigris. Pourquoi?

Je suis maigre de nature? Dans ce cas, pas de problème. Ou alors il s'agit d'un fait nouveau et je m'aperçois, en me pesant régulièrement une fois par semaine, que j'ai chaque fois perdu un kilo sans raison particulière (bien entendu, si je ne suis pas un régime amaigrissant). Donc, je maigris. Pourquoi? Il faut se poser un certain nombre de questions.

Y A-T-IL DES TROUBLES ASSOCIÉS?

De la fièvre. Est-elle forte ou discrète?

Si elle est forte, le diagnostic va de soi. En présence d'une grosse infection, on maigrit.

Si elle est modérée, et que cela est dûment confirmé par le thermomètre, il faut penser à trois maladies sournoises:

- La colibacillose et d'autres affections urinaires entraînent une petite fièvre qui, chose inhabituelle, est maximale le matin au réveil, et qui s'associe à des brûlures lorsque le sujet urine.
- La tuberculose, surtout pulmonaire, qui, hélas, revient en force. Il faut se méfier d'une petite toux qui persiste sans raison.
- Une endocardite (infection du cœur), mais, dans ce cas, je me sais déjà cardiaque et je me surveille attentivement.

JE RESSENS DES DOULEURS. OÙ CELA?

À l'estomac, c'est surtout à l'ulcère que l'on pense, notamment en cas de brûlures digestives et de vomissements.

Au ventre, il faut envisager une colite, surtout si l'on a la diarrhée.

Au rein, il peut s'agir d'un abcès, mais dans ce cas, on a une fièvre de cheval.

JE ME SENS FATIGUÉ

Si c'est après une maladie, surtout virale, telle que la jaunisse (hépatites) ou la mononucléose, l'amaigrissement est normal et dure parfois des mois. Sinon, il faut envisager certaines maladies des glandes, telle la maladie d'Addison, une atteinte des glandes surrénales où le sujet présente des taches noires sur la peau, ou à des maladies malignes, en particulier celles du sang.

Je maigris, et pourtant j'ai faim

Voilà une chose bien inhabituelle. En général, quand on maigrit, on n'a pas faim. Deux maladies font exception:

Le diabète, marqué par trois signes majeurs: on a trop faim, trop soif, trop envie d'uriner. Cela est dû au dérèglement d'un organe profond, le pancréas, et l'on doit faire doser le sucre dans son sang et ses urines pour recevoir ensuite le traitement approprié.

L'hyperthyroïdie, encore appelée maladie de Basedow. Là, tout va trop vite: on est excité, le rythme du cœur s'accélère, les yeux deviennent globuleux. Dans ce cas, c'est la glande thyroïde qui s'emballe, et c'est l'iode qu'il faut doser dans le sang.

Je n'ai pas le moral

Alors, c'est de la «déprime». Toute dépression s'accompagne d'une perte d'appétit associée à des «idées noires» et à de l'angoisse. Si, par contre, le moral est bon et qu'il s'agit d'une jeune fille, il faut alors penser à l'anorexie mentale, qui se traduit par le refus de s'alimenter alors que l'on est déjà maigre… et que, néanmoins, on s'estime grosse.

Que faire pour ne plus maigrir?

Une fois éliminées les causes graves, il faut établir un bilan exact de ce que l'on mange en notant rigoureusement les aliments absorbés au cours des trois principaux repas de la journée. On est parfois surpris de voir combien — souvent, hélas, pour des raisons financières — les personnes âgées se privent de viande, de poisson et d'autres aliments indispensables à l'organisme.

Il convient aussi de se demander si les plats sont présentés sous une forme appétissante, s'ils sont rehaussés avec des condiments à l'odeur alléchante, et ainsi de suite.

Seulement après, on recourra à la médecine.

La médecine classique offre trois types de substances:

- Les anabolisants, principalement l'hormone mâle (Testosterone, Nandroline); l'usage de ces substances, qui ont de nombreux effets secondaires dont certains «virilisants», est exclu chez la femme.
- Les suppléments alimentaires, à prendre en dehors des repas sous forme de poudre ou de liquide: Alburone, Protical (Boost).
- Les vitamines, surtout la vitamine B, et les oligo-éléments (manganèse).

L'homéopathie propose deux produits à utiliser en dose à 9 CH, Abrotanum et Natrum mur., associés à des solutions composées d'Alfalfa, Avena, et Tilia en gouttes, matin et soir.

Ces substances sont très voisines d'un vin apéritif proposé en phytothérapie, dont la formule est la suivante:

- eau-de-vie . . . . .1 litre
- fleurs de millepertuis . . .125 g
- sucre . . . . .60 g

Laisser infuser au soleil, et prendre à raison d'une cuillerée à soupe par jour.

Après cela… bon appétit!

Anus

J'ai mal à l'anus. Pourquoi?

S'il est un endroit du corps désagréable à évoquer, c'est bien l'anus. Et quand une douleur y survient, il s'y ajoute deux ennuis supplémentaires: on ne voit pas ce qui s'y passe, et c'est tellement gênant d'en parler!

Cet ensemble de faits devient une cause d'aggravation, car on attend... et parfois les choses empirent. C'est pourquoi il est important de savoir s'analyser pour intervenir à temps. On doit se palper et se poser la question: est-ce que je sens quelque chose d'anormal sous les doigts?

On sent quelque chose

Un gonflement douloureux à côté de l'anus: c'est un abcès. Cela élance, on a de la fièvre, et la douleur devient plus intense lorsqu'on appuie dessus.

Une petite boule douloureuse sur l'anus: c'est une thrombose hémorroïdaire, c'est-à-dire un caillot de sang qui s'est coincé dans une veine de l'anus.

Dans ces deux cas, le coup de bistouri sera la solution. Une fois le caillot éliminé, il restera un petit sac de peau flasque appelé marisque.

Un gonflement très dur en profondeur: c'est un fécalome, c'est-à-dire une accumulation de matières fécales très condensées et desséchées. Cela se rencontre surtout chez les personnes âgées; l'extraction s'impose.

Une brûlure sur l'anus et l'apparition de petites bulles: c'est de l'herpès, une maladie qui récidive souvent avec la constipation, les règles, la fatigue, etc.

Une ulcération douloureuse: ce peut être un chancre syphilitique; on observe généralement des ganglions dans l'aine.

Enfin, une grosse masse, un véritable «chou-fleur» sorti de l'anus: il s'agit d'un prolapsus hémorroïdaire, c'est-à-dire que toutes les veines de l'anus sont sorties ensemble. Dans ce cas, l'opération est inévitable.

On ne sent rien

Là encore, il faut se demander si la douleur dépend ou non de la selle.

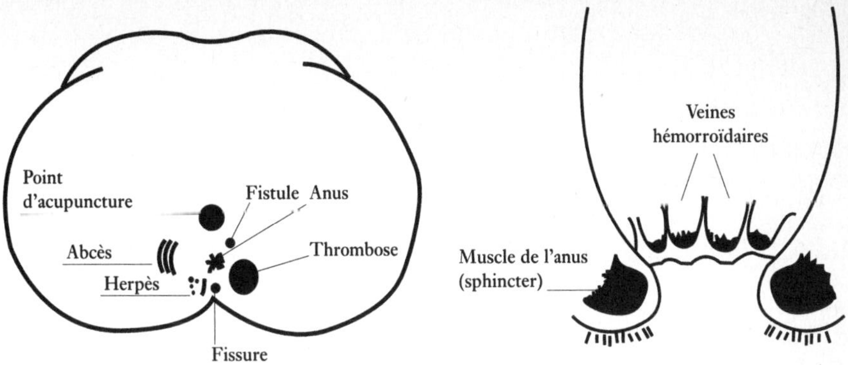

La douleur dépend de la selle

Il s'agit le plus souvent d'une fissure anale. Les choses se passent ainsi: la selle, en passant, fait un peu mal, puis on ne sent plus rien et, brusquement, la douleur reparaît et devient atroce.

Elle ne dépend pas de la selle

Il y a des signes associés: sang, glaire, etc. Il peut s'agir d'une ulcération due à l'usage abusif du thermomètre, d'hémorroïdes internes et, heureusement beaucoup plus rarement, d'un cancer de l'anus.

Il y a un petit trou à côté de l'anus: c'est une fistule anale qui communique ou non avec le rectum et qui suinte par périodes.

Il n'y a pas de signes associés. Le sujet ressent une douleur en coup de couteau, la nuit surtout, qui passe aussi vite qu'elle est venue: il s'agit d'une proctalgie fugace de cause inconnue et sans danger. La douleur survient plutôt après une longue station assise, un voyage en auto par exemple.

C'est une douleur au coccyx, presque jamais due au coccyx lui-même, mais à un déplacement du bassin, qu'il faut alors manipuler.

Elle survient chez une personne âgée: c'est une névralgie anale sans cause apparente, qui se calme une fois la personne couchée.

Traitement

Nous avons vu au passage que beaucoup de maladies de l'anus (prolapsus, cancer, fistules) requièrent une chirurgie. Mais pour la douleur elle-même, toutes les médecines ont une réponse.

L'acupuncture offre un point remarquablement efficace. Il est situé sur le mollet, à peu près à mi-jambe entre ces deux muscles symétriques qui s'appellent justement les jumeaux. On le masse sur les deux jambes.

L'homéopathie apporte à l'anus, et surtout aux hémorroïdes, deux médicaments remarquables: Aloe et Muriaticum acid., à prendre en cas de crise en granules de 4 CH.

L'ostéopathie n'a qu'une indication: la douleur du coccyx, qui cède souvent à une manipulation du bassin.

La médecine classique offre toute une gamme de produits à base d'anesthésiques, de fluidifiants ou d'anti-inflammatoires sous forme de pommade, par exemple Procto-glyvenol (Préparation H, en onguent ou en suppositoires, Anusol-HC), ou de suppositoires, comme Proctolog (Proctosedyl), Titanoreine, Héparine-hydrocortisone, associés à un traitement à base d'extraits de plantes: Ginkor, Daflon 500.

En cas d'herpès, l'acyclovir, par exemple Zovirax (même), est la substance indiquée.

Mais surtout, il ne faut pas oublier une règle impérative: traiter la constipation, cause majeure des ennuis de l'anus.

Aphtes

J'ai des aphtes. Que faire?

Tous ceux qui ont eu des aphtes en gardent un souvenir... cuisant. C'est le type même de la maladie banale — puisqu'elle atteint environ 40 p. 100 de la population — plus agaçante que vraiment préoccupante; mais il faut savoir qu'elle peut cacher une maladie plus grave. Aussi convient-il de répondre à quelques questions.

COMMENT SE PRÉSENTE-T-IL?

L'aphte se présente sous la forme d'un petit trou — en fait une ulcération — arrondi ou ovale de 5 ou 6 mm de diamètre, à bord rouge et à fond jaunâtre, et qui siège dans la bouche, principalement sur le revers des lèvres, mais aussi sur et sous la langue, à l'intérieur des joues, et même dans la gorge. Qui siègent, devrait-on dire, car ils sont rarement isolés, survenant par poussées de quatre ou cinq.

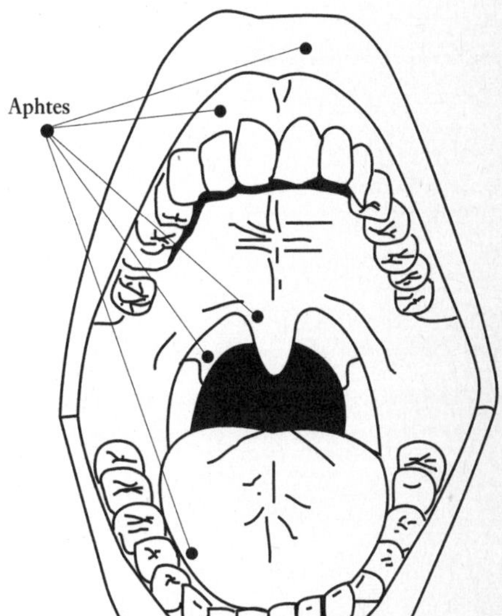

L'apparition des aphtes est précédée localement d'une sensation d'engourdissement et de la formation d'une petite bulle qui s'ulcère. Lorsque le trou est formé, la douleur devient aiguë, mais au bout de deux ou trois jours la plaie guérit et l'aphte se referme sans laisser de cicatrice. Tels sont du moins les aphtes habituels — qualifiés, non sans un certain mépris, de «vulgaires» par la médecine.

Mais il en existe d'autres formes.

Dans certains cas, les aphtes sont petits, faisant environ 1 mm de diamètre, et multiples: on en compte plusieurs dizaines, voire une centaine. Ils guérissent tout aussi bien que les aphtes dits «vulgaires».

À l'opposé, on rencontre des aphtes géants dont la taille peut atteindre jusqu'à 1 cm de diamètre, et la profondeur, jusqu'à 3 ou 4 cm. Ces véritables ulcères laissent des cicatrices fort ennuyeuses, car elles déforment les lèvres et la langue.

Mais, en vérité, le plus gros désagrément des aphtes est qu'ils «reviennent»; on peut dire qu'il n'y a pratiquement pas de «maladie aphteuse» (rien à voir avec la fièvre aphteuse des animaux!) sans récidives. On trouve parfois une explication à ces récidives. Elles peuvent être provoquées par une blessure — infligée par un dentier mal ajusté, par exemple —, par un médicament ou par un aliment. Chez certaines personnes, tel aliment précis déclenche l'apparition d'aphtes, les plus fréquemment cités étant les noix et les fromages durs. La période des règles chez la femme semble également être un moment propice à une éruption, tout comme un choc psychologique ou, le plus souvent… rien du tout.

Comme on vient de le voir, le diagnostic d'aphte saute aux yeux. Mais il y a tout de même quelques causes d'erreur.

Est-ce bien un aphte?

La cause la plus fréquente d'erreur est aujourd'hui l'herpès. Mais, en général, les bouquets de petites bulles qui caractérisent cette maladie affectent l'extérieur des lèvres et les coins de la bouche, et non la muqueuse elle-même. Par contre, certaines maladies font aussi apparaître des «trous» dans la bouche. La plus fréquente est l'herpangine, que l'on considère à tort comme une angine. C'est en réalité une pharyngite où l'on remarque l'émergence de petites bulles sur le voile du palais.

On doit surtout se méfier d'une ulcération persistante, d'un «trou qui ne se bouche pas», surtout s'il repose sur une base dure. Il faut alors penser à la syphilis ou à une tumeur sous-jacente.

Mentionnons enfin cette curieuse maladie appelée «mains-pieds-bouche», une affection bénigne marquée par des petites «éraflures» sur la peau et les muqueuses qui guérissent très rapidement. Ce sont surtout les nourrissons et les jeunes enfants qui sont touchés. Cette maladie suscite une autre question:

Y a-t-il des aphtes ailleurs que dans la bouche?

Si c'est le cas, les localisations sont presque toujours les régions génitales: chez l'homme, le pénis et les testicules, voire le pubis et le périnée; chez la femme, la vulve, où l'aphte peut être unique et géant. Dans tous les cas, la douleur est intense, rendant la station assise pénible et excluant pratiquement les rapports sexuels.

Lorsque les aphtes atteignent à la fois la bouche et l'appareil génital, ils sont parfois le signe d'une maladie très grave, la maladie de Behçet. Ils s'accompagnent alors de troubles de la vue pouvant aller jusqu'à la cécité, de rhumatismes et, surtout, de la formation de caillots entraînant des phlébites et des embolies parfois mortelles.

Quelles sont donc les causes?

Qu'il s'agisse d'aphtes «vulgaires» ou des formes plus redoutables, il faut bien avouer que les causes sont mal connues. On incrimine — comme toujours — un virus, un manque de fer ou de vitamines, une allergie ou un mécanisme immunologique. Cela explique la difficulté que soulève le traitement de cette affection dont la chronicité désespère plus d'un malade. Passons en revue les différents moyens de traitement.

Traitement

On optera pour un traitement à la fois local et général qui s'appliquera ainsi aux aphtes eux-mêmes et à l'ensemble de l'organisme.

Traitement local

La médecine classique propose l'application sur la plaie elle-même de gel de Xylocaine à 2 % (même), des bains de bouche à l'Hextril (Steri/sol) ou au Synthol (Hibidil, Hibitane, Betadine), ou l'application de cortisone: Cutinolone (Kenalog) ou Orabase (même). Les tablettes de Betneval (Betnesol) à sucer constituent une forme pratique d'administration de la cortisone. Souvent, un simple cachet d'aspirine dissous dans un demi-verre d'eau en bain de bouche suffit.

L'acupuncture révèle un point très intéressant situé en arrière du menton, à mi-chemin des deux angles de la mâchoire; en le massant très profondément, on peut faire disparaître les aphtes rapidement.

Enfin, l'homéopathie peut être utilisée sous forme de solution à appliquer sur l'aphte. La formule suivante apaise vite les douleurs: 5 g d'Histaminum à 5 CH et 40 g de Glycerinum.

Traitement général

La médecine classique ne se justifie que dans les formes graves. On utilise en effet des médicaments «sévères», comme le Cortancyl (Deltasone, Novo-Prednisone), mais surtout la colchicine à raison d'un comprimé par jour, et même, cela paraît à peine croyable, la redoutable thalidomide (maintenant interdite au Canada) responsable de tant de désastres par le passé, mais efficace pour soigner la maladie de Behçet. Inutile de préciser qu'il faut dans ce cas prendre d'énormes précautions. Pour traiter les aphtes «vulgaires», mieux vaut recourir à la médecine homéopathique, qui présente deux excellents médicaments, Borax et Mercurius, à prendre en granules de 4 CH toutes les heures pendant les poussées, et trois fois par jour pendant des mois pour éviter les récidives de cette désagréable maladie.

Enfin, les tisanes de thym et de serpolet sont un complément utile et agréable.

Brûlures

J'ai une brûlure. Que faire? (même si ce n'est qu'un coup de soleil)

J'ai attrapé un sérieux coup de soleil. Je me suis exposé sans précaution malgré ma peau blanche. Je suis tout rouge, j'ai même par endroits de petites bulles pleines «d'eau». Cela me «cuit» et je suis fiévreux. Et je sais que dans quelques jours je vais «peler». Mais qu'est-ce donc qu'un coup de soleil? Rien d'autre qu'une brûlure; il en existe toutefois de plus sérieuses, par exemple quand de l'eau bouillante est renversée sur la peau.

La gravité d'une brûlure dépend essentiellement de deux facteurs: sa profondeur et son étendue. Deux autres facteurs sont aussi à considérer: l'organe brûlé et la substance responsable.

Voyons d'abord la profondeur. Pour bien comprendre cet aspect, il faut connaître la structure de la peau. Celle-ci se compose de deux parties, l'une superficielle, l'épiderme, l'autre profonde, le derme.

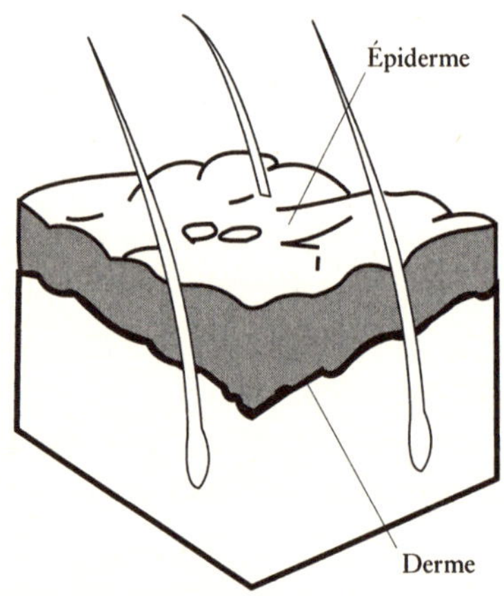

Coupe de la peau

L'épiderme, la peau que nous voyons et que nous touchons, constitue la couche cornée. Elle est faite de cellules mortes qui s'éliminent constamment à l'extérieur. Mais ces cellules sont fabriquées en permanence dans une région frontière avec le derme: la couche granuleuse ou couche basale de Malpighi. On appelle brûlure du premier degré celle qui abîme notre couche cornée sans toucher à la couche basale; la brûlure du deuxième degré détruit en partie cette dernière; au troisième degré, la brûlure supprime en totalité la couche basale et calcine plus ou moins ce qu'il y a dessous: derme, muscles, tendons, jusqu'à l'os parfois. Chaque degré est marqué par des signes particuliers.

Le premier degré — notre coup de soleil — se traduit par une rougeur brûlante de la peau. La brûlure guérit en quelques jours au prix d'une peau qui «pèle» (desquamation), ce qui n'exclut toutefois pas certains effets secondaires éventuels.

En effet, le soleil dispense trois types de rayons nocifs: les ultraviolets, UVA et UVB, et les infrarouges. Si les UVB déclenchent le coup de soleil, les autres rayons entraînent à la longue un vieillissement accéléré de la peau et parfois des cancers, dont le redoutable mélanome malin.

Dans le deuxième degré, il se forme sur la peau des bulles ou phlyctènes remplies de sérum. Ces bulles se rompent spontanément (il ne faut surtout pas les ouvrir) et laissent apercevoir la «chair» à nu sur laquelle perlent des gouttes de sang et de sérum. La guérison survient normalement entre 10 et 30 jours après l'exposition.

Le troisième degré implique une destruction beaucoup plus importante. Le fond de la plaie prend une coloration brun noirâtre. Il est dur comme du carton et totalement insensible. Ces cas requièrent une intervention médicale, d'autant plus que ces lésions graves s'accompagnent souvent de complications au niveau du cœur et des reins, en raison d'une perte massive de plasma sanguin. Elles laissent en outre de terribles cicatrices, encore plus éprouvantes lorsqu'elles altèrent des régions visibles (visage, cou, etc.).

En théorie, la différence entre les degrés saute aux yeux. Il en va tout autrement dans la pratique. Il apparaît déjà difficile de faire le partage entre le premier et le deuxième degré, et encore plus entre le deuxième et le troisième. Il faut alors avoir recours à la notion d'étendue de la brûlure et, surtout, tenir compte des régions brûlées: les atteintes de la face, des mains et des pieds sont redoutables par les cicatrices rétractiles qu'elles entraînent.

La nature de l'agent agresseur est un autre facteur important; à côté de la brûlure par flamme, la plus habituelle, il peut y avoir des brûlures chimiques dues, entre autres, aux acides — nitrique, chlorhydrique, fluorhydrique —, au phosphore, ou aux phénols. On pense également aux brûlures électriques dont la spécificité réside dans le fait que le courant passant à travers le corps brûle à la fois à l'entrée et à la sortie. Il provoque au passage des dégâts musculaires et cause des dommages au cœur (troubles du rythme, infarctus), aux vaisseaux (caillots) et aux reins (insuffisance rénale), des dommages d'autant plus sérieux qu'ils se révèlent plusieurs jours après l'accident. Tels sont également les effets de la foudre.

Respirer des gaz brûlants peut causer des ulcérations au niveau des bronches et un œdème du poumon. Enfin, récemment, sont apparus les accidents dus aux matières radioactives, qui se traduisent par une progression inexorable des destructions tissulaires. Eu égard à ces perspectives redoutables, nous voilà bien loin du simple coup de soleil, heureusement beaucoup plus fréquent que les autres types de brûlures.

Traitement

En vertu de l'adage: «Il vaut mieux prévenir que guérir», il convient d'abord, en ce qui a trait aux coups de soleil, de s'en préserver. Il existe quatre types de peau, associés à la couleur des cheveux: il y a les personnes rousses qui brûlent mais ne bronzent pas; les blonds qui brûlent et bronzent... un peu; les châtains qui brûlent et bronzent; et les bruns qui bronzent sans brûler.

Dans les trois premiers cas, il convient de protéger son corps par des vêtements et ses yeux par des lunettes appropriées. Il vaut mieux s'exposer progressivement, en augmentant l'insolation de quelques minutes par jour. Mais, comme on veut tout de même bronzer, il faut utiliser des produits solaires. Ceux-ci sont définis par leur «coefficient de protection». Ce coefficient a considérablement augmenté au cours des dernières années, surtout en ce qui concerne les UVB, où le filtrage atteint 95 p. 100 de l'irradiation. Le résultat semble moins évident pour les UVA et les infrarouges.

Citons quelques produits assurant une protection adéquate: Mélactron et Photoderm, de Bioderma; Anthelios, de La Roche-Posay; et Filtrasol, de SVR (Bronze de Carme, Ombrelle 30 Extrême, T-UVA-B, Durascreen, Photoplex Plus). Certains de ces produits aident même à bronzer.

On peut également faire préparer par le pharmacien une lotion contenant:

- huile de paraffine . . . . .90 g
- huile de sésame . . . . .90 g
- essence de wintergreen
  et parfums à volonté . . . . .20 g

Que faire lorsque l'on n'a pu éviter le coup de soleil? Se reposer, boire beaucoup de liquide et enduire la peau d'un corps gras, par exemple Biofine (Moisturel, Eurecin), ou d'une pommade de Calendula associée à une dose à 9 CH de Sol.

S'il s'agit d'un accident, on limitera les dégâts en appliquant quelques mesures simples. En cas de brûlure par flamme, il faut d'abord empêcher le brûlé de courir; il ne faut pas utiliser d'eau, mais rouler le blessé dans une couverture posée sur le sol. S'il s'agit d'une brûlure électrique, il faut «débrancher» le sujet avec un outil en bois sec.

Dans tous les cas, on soignera les plaies en appliquant une lotion à base d'ammonium quaternaire: Cétavlon (Savlodil), Solubacter ou Sterlane, que l'on diluera en proportion convenable dans de l'eau stérile ou bouillie; on couvrira ensuite les plaies avec un pansement gras: Tulle Gras (Bactigras, Jelonets), Néobiogaze (Sofra-tulle) ou Comfeel Plus (même), ou on les pulvérisera avec Spray 1000.

En cas de brûlures très graves, on doit transporter le blessé à l'hôpital sans enlever ses vêtements, après l'avoir enroulé dans un drap; on lui installera une perfusion qui compensera la perte de liquide, et on soulagera les douleurs avec de la Spasmalgine ou de la morphine avant de «reconstruire» la peau, soit avec des greffes prélevées sur d'autres régions de son corps, ou encore, progrès remarquable, avec de la peau cultivée sur des milieux nutritifs et prête à servir à nouveau.

Cheveux

Je perds mes cheveux. Pourquoi?

Sujet de doléances pour tout le monde — même pour ceux qui ont l'air de s'en moquer —, la chute des cheveux fait figure de véritable désastre pour certaines catégories de personnes: les femmes, d'abord, auxquelles la calvitie est moins «pardonnée» qu'aux hommes, et les individus dont la profession exige une «belle» image: comédiens, chanteurs, etc. Aussi, la chute des cheveux suscite-t-elle chez certains — et certaines — de véritables «psychoses». Il convient d'abord de se demander si l'on perd véritablement ses cheveux.

EST-CE VRAIMENT UNE CHUTE?

Beaucoup de personnes croient perdre des cheveux alors qu'il s'agit en fait d'une chute normale. Il ne faut pas perdre de vue que le cheveu est un organe comme un autre et que, à ce titre, il traverse deux phases: une première phase de croissance, dite anagène, puis une phase de chute, dite télogène, le cycle s'étalant sur deux ou trois ans. Autrement dit, retrouver quelques cheveux sur son peigne est tout à fait normal.

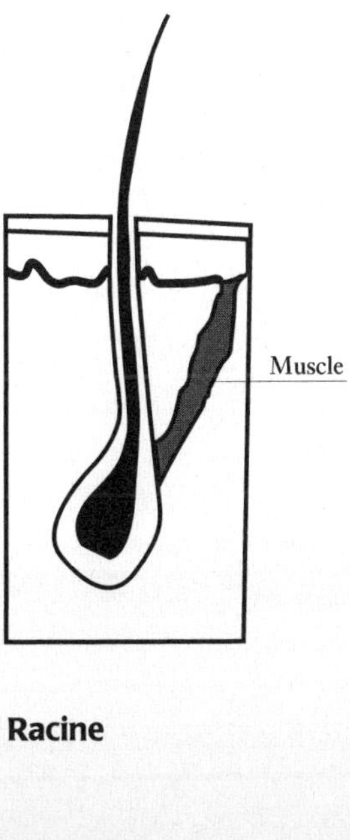

Racine

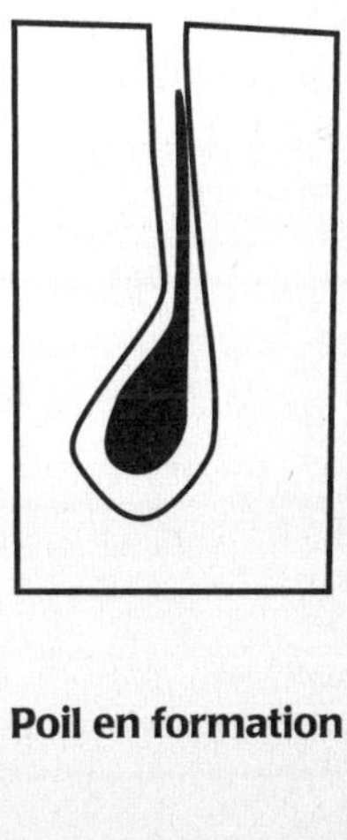

Poil en formation

Comment savoir si la perte de cheveux est excessive? Par un test bien simple, le test de traction, que l'on peut réaliser soi-même. Sur une tête non lavée depuis trois jours, on tire sur une touffe de dix cheveux, et ce en trois endroits du cuir chevelu: devant, sur un côté et derrière. On ne tire pas trop fort, mais tout de même fermement. S'il se détache de la touffe un ou deux cheveux, la chute est normale; plus de quatre cheveux, la chevelure est en danger et la perte confirmée. Il faut alors se poser une deuxième question: la perte se fait-elle par plaques ou sur toute la surface?

La perte se fait par plaques

Il faut considérer deux éventualités: le cuir chevelu est anormal ou il est normal.

Il est anormal, en raison d'une maladie

La plus typique est la teigne. Elle avait presque disparu sous nos cieux, mais elle revient en force dans nos écoles, car elle est terriblement contagieuse. Elle forme des plaques croûteuses plus ou moins grandes et en apparence recouvertes d'écailles; les cheveux qui en émergent sont secs, gris, cassants. C'est la teigne tondante. Bien traitée, elle guérit sans laisser de traces. La teigne favique, qui crée des «godets», petites cupules jaunes qui entourent les poils, tue les cheveux pour de bon. Les deux variétés sont dues à des champignons.

Il y a aussi les fausses teignes, caractérisées par de grosses écailles brillantes comme l'amiante (d'où le nom d'amiantacée), dues à des microbes.

Mais il ne faut pas croire que toutes ces «peaux» — dont le terme scientifique est squames — proviennent immanquablement du cuir chevelu: elles sont parfois dues aux poux qui, eux aussi, font un retour en force dans nos écoles: les responsables sont alors leurs œufs, les lentes. Il ne faut pas les confondre avec une curieuse maladie de l'enfant, les «gaines coulissantes», qui prennent la forme de petits cylindres blanchâtres glissant le long des cheveux. C'est une affection sans gravité d'origine congénitale.

En vérité, les deux «grosses» maladies qui entraînent la formation de plaques sont le psoriasis et les pellicules, dont le nom scientifique est pityriasis.

Le psoriasis fait apparaître sur la tête des plaques rouges espacées et couvertes de fines lamelles blanches que traversent les cheveux. Ces plaques forment des «festons» sur le front ou les tempes; contrairement aux plaques que l'on trouve sur le corps, le psoriasis du cuir chevelu occasionne des démangeaisons.

Le pityriasis provoque ou non une démangeaison, mais dans un cas comme dans l'autre, il se traduit par des pellicules. Ah! ces pellicules, désespoir des cols de vestes qui ne sont jamais nets! Elles semblent se multiplier à plaisir dès qu'on les gratte sous une forme ou l'autre: soit sèches, et elles se détachent alors comme un envol de poussière, soit grasses, et elles collent à l'ongle en laissant derrière elles une peau rosée et suintante.

Leurs causes restent mystérieuses; il est probable que les responsables soient les microbes qui, en irritant la peau, la font «travailler» plus vite.

Le cuir chevelu est normal

La peau est blanche et saine, les plaques sont bien limitées, mais il n'y a plus un cheveu dessus. C'est une pelade dont l'origine est énigmatique, mais dont il est certain qu'elle survient souvent après un choc émotionnel. La plaque de pelade peut être permanente ou se «repeupler».

Il faut aussi mentionner une habitude surprenante que contractent certaines personnes qui s'arrachent des poignées de cheveux par angoisse ou par marotte. Cette manie, qui porte le nom curieux de trichotillomanie, crée des lacunes irrégulières sur la tête, qui présente dès lors un aspect insolite.

Les cheveux tombent sur tout le crâne

Dans ce cas, la pelade, appelée décalvante, atteint toute la tête, même les cils et les sourcils. La repousse s'avère beaucoup plus incertaine.

Certaines maladies infectieuses, tels jadis la typhoïde et, de nos jours, la syphilis et le sida, et certaines thérapeutiques, par exemple la radio et la chimiothérapie, provoquent une chute des cheveux. Il en va de même pour certains états tout à fait normaux, comme la grossesse, l'allaitement, ou l'arrêt de la pilule. Mais la cause principale est la calvitie, tellement fréquente chez l'homme qu'on l'appelle alopécie androgénique, c'est-à-dire masculine, bien que la femme y soit également sujette. Tout le monde en connaît la progression; on voit d'abord se creuser des «golfes» au-dessus des tempes, puis le haut du crâne se «dépeuple», formant une tonsure. Tous ces vides finissent par se rejoindre. Il ne subsiste qu'une couronne de cheveux. C'est ce que l'on appelle la calvitie hippocratique, du nom du père de la médecine — ce qui est une bien piètre consolation. Chez la femme, la progression suit un chemin inverse, allant du haut du crâne vers le front, où n'apparaît plus qu'une «lisière» de cheveux.

On s'en doute, des situations aussi diverses requièrent des traitements différents.

Traitement

La plupart des traitements se font par voie externe, à l'aide de lotions et de shampooings. Seules les maladies sévères nécessitent une thérapeutique chimique interne.

La teigne, par exemple, demande l'application de pommades «antichampignons» telles que Daktarin (Micatin, Monistat), Pevaryl (Ecostatin) et Myk 1 %

(Nizoral), associées dans certains cas à des comprimés de Griséfuline (Fulvicin, Grisovin).

Pour le psoriasis du cuir chevelu, il existe deux solutions: soit l'application de cortisone en pommade sur les plaques, le soir, combinée au port d'un bonnet couvrant le plus hermétique possible, soit l'usage de la lotion Alphosyl (même). Restent les trois problèmes essentiels: la pelade, les pellicules et la calvitie.

Il n'existe pas de solution miracle pour la pelade. On peut utiliser des lotions à la cortisone comme Topsyne (Topsyn, Diprosalic), Betneval (Betacort, Betnovate) ou Diprosone (même), ou encore des lotions dites «rubéfiantes», telle la lotion Ducray. Il est conseillé d'y associer un traitement homéopathique sous la forme de granules de Thallium et de Selenium à 4 CH, des doses d'Ignatia à 9 CH pour la dimension psychologique et de Fluoric acid et d'Arsenicum pour traiter le terrain. Mais les traitements sont toujours longs et aléatoires.

Les lotions à l'huile de cade ou au goudron, comme Régenex, Sebocalm ou Kelual (Spectro Tar, Tardan, Pentrax), sont les plus efficaces pour combattre les pellicules.

Enfin, pour la calvitie, la thérapeutique diffère selon le sexe du sujet. Chez la femme, on recommande l'application locale de lotion Selsun (même) et, par voie générale, l'association de cystine et de vitamine B_6 ou de Bépanthène en gélules ou piqûres (Panthenol, vitamine B_5). Dans les cas graves, des substances antihormones mâles, par exemple Androcur (même), peuvent être administrées sous contrôle médical strict.

Mais c'est dans le traitement destiné aux hommes que les progrès les plus remarquables ont été réalisés avec, notamment, l'apparition de shampooings au minoxidil: Alostil (Apo-Gain), Regaine (Rogaine), etc. Ce produit, d'abord utilisé contre l'hypertension, s'est révélé un «repousse-cheveux». Seul inconvénient, qui interdit d'ailleurs son utilisation chez la femme: il fait pousser des poils sur tout le corps.

Enfin, la chirurgie permet aujourd'hui une intervention où l'on extrait de la «couronne» des microgreffes de deux ou trois cheveux ou des petits lambeaux que l'on replante dans les zones «dévastées». La chevelure naturelle repousse, au plus grand soulagement du sujet qui voit ainsi disparaître le spectre du port d'une perruque.

Constipation

Je suis constipé. Que faire?

La constipation est un motif de plainte universelle… même chez les individus qui ne sont pas des constipés mais des «obsédés» de la selle quotidienne. Or, pour parler de constipation, il faut avoir moins d'une selle tous les trois jours. Quand cette condition est remplie, il s'agit d'une vraie constipation; il faut alors se poser un certain nombre de questions.

Y A-T-IL UNE RAISON CONNUE?

Certaines tombent sous le sens:

- La grossesse, d'abord, où l'utérus comprime l'intestin.
- La fièvre qui «dessèche» les selles.
- Les voyages, principalement les longs déplacements en auto.
- Les séjours prolongés au lit. C'est le cas des opérés et, surtout, des vieillards grabataires. Chez eux, les excréments se condensent dans l'intestin et créent de véritables «tumeurs», les fécalomes, difficiles à extraire.

De nombreux médicaments peuvent également être en cause, tels les sels d'aluminium et de fer, et surtout les dérivés de l'opium (codéine, etc.), qui entrent dans la composition de certains médicaments contre la toux, en comprimés ou en sirops.

Y A-T-IL UNE MALADIE CONNUE?

La constipation est une complication habituelle d'affections telles que le diabète et les dérèglements de la glande thyroïde, de certains troubles nerveux comme la maladie de Parkinson, mais surtout d'une maladie acquise dite «maladie des laxatifs». Ces produits, utilisés déraisonnablement, deviennent une véritable drogue pour un grand nombre de personnes. On peut parler de «laxitivomanie», une toxicomanie qui occasionne, en épuisant l'organisme, des troubles cardiaques, rénaux et nerveux, et qui est surtout marquée par une alternance diarrhée-constipation douloureuse.

QUELLE EST L'ANCIENNETÉ DE LA CONSTIPATION?

Il faut toujours se méfier d'une constipation récente, surtout après l'âge de 50 ans, et surtout si elle s'accompagne de fièvre, d'un amaigrissement important et de la présence de sang dans les selles. Cette dernière n'est pas toujours visible, et il convient de rechercher un saignement microscopique par le test Hémocult. Un examen direct s'impose, c'est-à-dire une coloscopie qui révélera souvent des polypes que l'on doit enlever et, parfois, un cancer. À l'opposé, s'il s'agit d'une constipation habituelle qui remonte parfois à l'enfance, il faut voir comment sont éliminées les selles.

Y A-T-IL DES DIFFICULTÉS «À LA SORTIE»?

Le sujet se plaint de ce que les selles, au moment d'être éliminées, «remontent» dans l'intestin. Ce phénomène de «selles à ressort» est provoqué par un mauvais fonctionnement, appelé dyschésie rectale, de la partie terminale de l'intestin, qui est constituée du rectum et de l'anus. Ce trouble peut entraîner une paralysie totale du bas intestin et, de là, une occlusion par manque de contraction. C'est le cas d'une maladie qui touche principalement l'enfant, la maladie de Hirschsprung ou mégacôlon.

Chez la majorité des gens, il s'agit toutefois d'une constipation commune se rapportant à tout l'intestin. Encore faut-il en distinguer deux formes: la constipation spasmodique et la constipation atonique. Dans les deux cas, les selles sont irrégulières, mais la constipation spasmodique provoque douleurs, spasmes et ballonnement. On a même déterminé le profil psychologique du sujet, en général une personne nerveuse, irritable, inquiète.

À l'opposé, la constipation atonique ne s'accompagne d'aucune autre manifestation. Il s'agit d'une inertie intestinale à laquelle correspond un tempérament timide et effacé.

Dans les deux cas, il existe deux origines possibles:

- Sur un plan général, l'existence d'une tétanie due à une baisse du calcium sanguin et du magnésium est marquée par des spasmes, des secousses musculaires, des angoisses, etc.
- Localement, des déplacements du bassin et des vertèbres lombaires qui irritent l'intestin et qui demandent à être redressés par l'ostéopathie.

Traitement

De façon générale, il importe en premier lieu d'améliorer l'hygiène de vie. À cet égard, trois habitudes sont particulièrement bénéfiques: l'activité physique, en tonifiant les muscles abdominaux, permet des évacuations plus efficaces; boire de l'eau (environ 2 litres par jour) aide à réhydrater des selles trop sèches; les fibres jouent un rôle tout aussi indispensable. Les plus digestes sont celles que renferment les aliments: les céréales, les légumes et les fruits, notamment les pruneaux, suffisent souvent à rétablir un transit normal. Dans le cas contraire, on peut consommer des fibres en spécialités pharmaceutiques. Aux fibres insolubles, comme Infibran, on préférera les fibres solubles: Transilane ou Spagulax en poudre (Metamucil, Novo-Mucilax), à raison de 3 à 6 cuillerées à café (thé) par jour. Il est recommandé d'associer au traitement d'une tétanie éventuelle l'absorption de magnésium sous diverses formes et de vitamine D: Dédrogyl (Drisdol), une goutte par jour.

Le traitement doit être modulé en fonction des divers types de constipation: dans les «dyschésies», les soins locaux restent les plus importants. On sollicite le besoin par des suppositoires à la glycérine ou les suppositoires Éductyl (Senokot, Dulcolax), ou par des mini-lavements, par exemple Microlax (même) ou Normacol (même). Il existe également une technique qui permet de rétablir l'envie. Cette technique utilise l'effet biofeedback et consiste à introduire dans le rectum un ballonnet que l'on gonfle jusqu'à ce que l'on obtienne la sensation de besoin. Petit à petit, le réflexe se rétablit, sauf dans les cas graves (Hirschsprung), où l'opération est nécessaire.

Dans les cas de constipation spasmodique, il convient de calmer l'intestin:

- Soit par la médecine classique, avec des suppositoires de Duspatalin.
- Soit grâce à un point d'acupuncture situé sur le côté intérieur de la jambe, contre le tibia, à l'endroit où cet os se courbe vers l'arrière; le soulagement est rapide.
- Soit par l'homéopathie, avec des doses à 9 CH de Nux vomica et de Plumbum associées à des suppositoires de Côlon à 9 CH.

On peut ajouter à cela les cures thermales, particulièrement à Plombières, et la décontraction, par exemple par la technique de Schultze: une fois allongé, on relâche par la pensée tout son corps, dont le ventre.

Les laxatifs doux soulageront les constipations atoniques. Il en existe trois catégories: les lubrifiants, telle l'huile de paraffine: Lansoÿl (même), Molagar, Transitol; les mucilages: Coréïne, Normacol (même), Spagulax; les laxatifs osmotiques: Duphalac (Alpha-Lac, Chronulax), Lactulose (Lactulax, Cephulax).

Mais il est beaucoup plus physiologique de stimuler un point d'acupuncture situé dans l'angle extérieur de l'ongle du gros orteil en le massant matin et soir et au moment de la selle, et de prendre des médicaments homéopathiques: Opium, en dose de 30 CH, et Côlon en suppositoires à 5 CH. Une telle association a même permis d'activer des intestins paralysés!

Crampes

J'ai des crampes. Pourquoi?

Qui n'a jamais eu de crampes, cette espèce de spasme douloureux qui vous saisit brusquement, en général dans les mollets quand vous courez, ou encore qui vous réveille désagréablement au beau milieu de la nuit? Qu'est-ce qui explique cette contracture, en général plus irritante que grave, mais qui peut cacher des maladies plus profondes? Pour le savoir, il faut d'abord répondre à la question suivante: les crampes surviennent-elles la nuit ou le jour?

CELA SURVIENT LA NUIT

Dans ce cas, l'origine de la crampe se trouve dans les veines. Pourquoi? Parce que le sang stagne la nuit dans les jambes et les pieds. En effet, ce sang qui se trouve dans les veines ne subit pas, ou très peu, l'impulsion qui vient du cœur. Si le mouvement des jambes est insuffisant — comme c'est le cas lorsqu'on dort —, il stagne. Et comme c'est du sang «sale», chargé des impuretés du corps, il asphyxie littéralement les muscles, qui réagissent à leur manière par des spasmes. On comprend donc que plus un système veineux est en mauvais état, avec des varices importantes ou à la suite d'une phlébite, plus les crampes sont fréquentes.

Celles-ci apparaissent également quand la remontée du sang ne se fait pas normalement, comme c'est le cas au cours de la grossesse à partir du deuxième trimestre.

CELA SURVIENT LE JOUR

Le problème est tout à fait différent. La crampe provient généralement des muscles eux-mêmes. Encore faut-il distinguer trois cas:

La crampe survient après un effort violent

C'est la crampe du sportif qui a trop «tiré» sur ses muscles et qui en a épuisé les réserves. On ne compte plus les carrières sportives, en particulier chez les cyclistes, qui ont été compromises, voire interrompues, à la suite de crampes répétées. Dans ce cas, le muscle ne souffre pas d'asphyxie comme dans les crampes veineuses, mais de «faim». Il manque tout à coup d'éléments nutritifs, et surtout de l'indispensable potassium, d'où l'importance de l'apport de ce produit chez le sportif.

Elle survient après un effort modeste

Ici, la victime est en général un homme dans la cinquantaine, gros fumeur (ceci est significatif). Il ne pratique ni course à pied ni course de vélo, mais, au cours d'une simple promenade, au bout de 100 ou 150 mètres, moins si le sol monte ou s'il doit gravir un escalier, il a l'impression d'une véritable morsure dans le mollet. Elle l'oblige à s'arrêter quelques minutes. Alors, tout s'arrange, il repart... pour s'arrêter de nouveau 100 mètres plus loin. Ce phénomène s'appelle la claudication intermittente. Elle signale une artérite, c'est-à-dire que les artères se bouchent.

Elle survient sans aucun effort

Dans ce cas, il faut vérifier si un médicament ou une maladie est à l'origine des crampes. Du côté des médicaments, on pense surtout aux diurétiques utilisés dans le traitement de nombreuses maladies: hypertension, maladies cardiaques, etc., lesquels agissent justement en vidant l'organisme de son potassium. Notez que l'on observe le même phénomène chez des individus ayant des diarrhées abondantes ou des vomissements excessifs.

S'il y a une maladie sous-jacente, il peut s'agir d'une maladie grave, nerveuse ou musculaire, mais il faut surtout craindre le diabète, cause importante d'artérite.

Les crampes accompagnent aussi des affections douloureuses comme la sciatique, ou simplement... des chaussures inappropriées.

Nous nous sommes intéressés jusqu'ici aux crampes des mollets, mais elles peuvent toucher d'autres régions.

CRAMPES DANS LES BRAS

Deux maladies sont en cause:

La maladie de Raynaud, qui fait suite à l'exposition des mains au froid; celles-ci deviennent blanches, fourmillent et «s'endorment» en même temps qu'apparaissent des crampes douloureuses dans les bras. Elles sont causées par un spasme des capillaires de la main, ces petits vaisseaux qui relient les veines et les artères.

La crampe des écrivains. Dans cette curieuse maladie, les mains se crispent lorsqu'on écrit, et on est obligé... de lâcher le stylo.

Que faire en présence d'une crampe?

Il faut d'abord se soulager tout de suite, puis traiter la maladie lorsque les crampes récidivent.

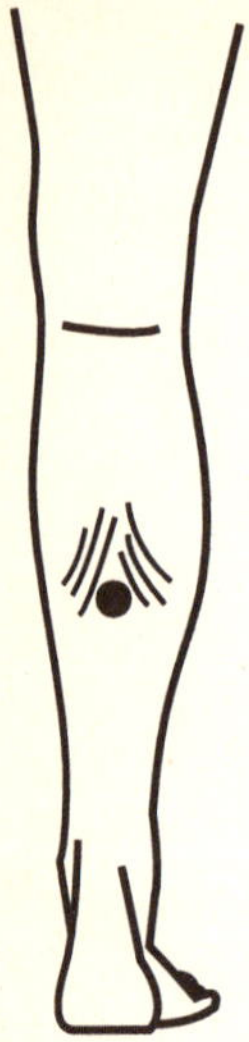

SE SOULAGER TOUT DE SUITE

L'acupressure est imbattable. Elle utilise un point d'acupuncture remarquable, quelle que soit la localisation de la crampe, situé en plein milieu du mollet, entre les deux gros muscles qui s'appellent justement les jumeaux. Massez ce point très fort jusqu'à ce que la douleur disparaisse… ce qui ne tardera guère.

TRAITER LA MALADIE DES CRAMPES

Le même point d'acupuncture est valable. Il faut alors y recourir en massage préventif, matin et soir systématiquement. Mais il s'y associe d'autres méthodes, certaines relevant du simple bon sens.

Pour limiter les crampes nocturnes, on évitera de trop chauffer la chambre, on surélèvera les pieds et, chose curieuse, on frottera du savon sur ses draps; ce geste simple contribue en effet à réduire l'effort musculaire en favorisant le glissement.

Pour les crampes de jour, il est recommandé de consommer des aliments riches en potassium (fruits secs, kiwis, bananes, etc.) et, surtout, d'arrêter de fumer. Il faut savoir choisir: la jambe ou la cigarette!

Certains produits homéopathiques ont prouvé leur efficacité: pour les crampes nocturnes, une dose de Cuprum à 9 CH le soir au coucher; pour les crampes diurnes, une dose de Plumbum à 9 CH le matin au réveil.

Quant à la médecine classique, elle propose:

- pour les crampes nocturnes, la quinine et ses dérivés sous forme de comprimés;
- pour les crampes de jour, les médicaments anti-épileptiques, ce qui est assez surprenant; le principal en est le Tégrétol (même), qui nécessite un contrôle médical étroit;
- et bien sûr, lorsqu'on a identifié une cause précise (diabète, etc.), le traitement de cette cause.

Cystite

J'ai une cystite. Pourquoi?

Il s'agit d'une maladie essentiellement féminine. Deux cas peuvent se présenter: une première crise ou une récidive.

C'EST UNE PREMIÈRE CRISE

La cystite apparaît à la suite d'un rapport sexuel, d'un long trajet en voiture ou juste avant les règles. D'emblée, elle est caractérisée par deux signes: des envies d'uriner répétées toutes les heures, voire toutes les cinq minutes, pour laisser échapper quelques gouttes, chaque fois avec une brûlure intense. Mais il y a dans ce cas des signes rassurants: les urines sont claires, il n'y a pas de fièvre ni de douleurs dans les reins. Donc, l'ensemble urinaire (reins, bassinets, uretères) n'est pas atteint: seule la vessie l'est. C'est une cystite qui disparaîtra en quelques jours.

CE N'EST PAS LA PREMIÈRE CRISE

C'est là le vrai «poison» des cystites: les récidives sont très fréquentes, après chaque rapport, par exemple, ou à tous les cycles. Neuf fois sur dix, les cystites présentent les mêmes caractéristiques. Mais dans 10 p. 100 des cas, il s'y ajoute d'autres signes:

Signes urinaires. Cette fois, les urines sont troubles, parfois sanglantes, le sujet éprouve des douleurs dans les reins et a de la fièvre. C'est une pyélonéphrite, affection grave.

Signes gynécologiques. La personne atteinte a des démangeaisons à la vulve, des pertes blanches et des douleurs lors des relations sexuelles. Avant la ménopause, ces symptômes font penser à l'endométriose, curieuse maladie où de petits morceaux d'utérus émigrent dans le ventre, la vessie, etc. et subissent l'influence des règles. Après la ménopause, la sécheresse du vagin et l'atrophie des muqueuses, liées au manque d'hormones, expliquent les douleurs. Enfin, chez la petite fille, l'hymen peut entraîner une stagnation des urines et un rétrécissement de l'urètre.

Signes intestinaux. Ils sont liés à la constipation. Pourquoi? Parce que chez la femme les orifices sont proches les uns des autres, et les microbes qui pullulent dans l'intestin d'une femme souffrant de constipation gagnent aisément la vessie par l'urètre.

Pour évaluer la gravité éventuelle d'une cystite, on peut utiliser des bandelettes, vendues en pharmacie, qui réagissent à la présence de globules sanguins dans les urines. S'il y en a beaucoup, il s'agit d'une véritable maladie urinaire. Elle peut être liée à une affection banale due le plus souvent aux colibacilles.

Mais elle peut cacher des affections plus graves — tuberculose ou cancer — qui nécessitent des examens approfondis.

Enfin, une dernière cause est possible: le déplacement des os du bassin, qui entraîne des douleurs dans la vessie.

Quelles qu'en soient les origines, les cystites récidivantes présentent deux ennuis majeurs: elles dégénèrent parfois en crise suraiguë qui exige un traitement énergique, mais surtout, par leur répétition, elles créent une véritable psychose chez les victimes dont la vie personnelle, professionnelle et sexuelle est constamment perturbée.

Traitement

Il convient tout d'abord d'observer quelques règles d'hygiène: éviter les jeans trop serrés et les sous-vêtements en tissu synthétique; pratiquer une toilette intime de l'avant vers l'arrière pour éviter de transporter des microbes depuis l'anus; utiliser le moins possible les tampons périodiques ou en changer de marque.

Les crises de cystite nécessitent des traitements intenses et rapides.

D'abord par la voie homéopathique, avec, toutes les heures, des granules à 4 CH de Cantharis, Mercurius et Terebenthina (ensemble). Il est bon d'y associer l'isopathique urinaire, c'est-à-dire des granules à 4 CH préparés avec des urines de la malade. Des doses à 9 CH du même produit, prises régulièrement, évitent souvent les récidives.

La voie classique préconise le traitement minute; on absorbe en une seule fois deux comprimés de péfloxacine ou de quinolones: Logiflox, Monuril (Noroxin, Cipro, Floxin).

Bien sûr, en présence d'une autre affection, il faut traiter les causes:

- Antibiotiques de longue durée en cas d'infection profonde.
- Ovules à base de Folliculinum à 4 CH après la ménopause.
- Manipulations si le bassin est déplacé.

On ne doit rien négliger pour éviter à la malade les souffrances occasionnées par cette affection.

Démangeaisons, prurit

Ça me pique partout. Pourquoi?

J'ai tout le corps qui me pique, qui me démange... En termes médicaux, j'ai un prurit généralisé. Quelles en sont les causes?

Il faut d'abord penser à des choses simples. Suis-je entré en contact avec un produit chimique? Me suis-je lavé avec un savon trop agressif? Ai-je porté une nouvelle chemise en tissu synthétique?

Cela peut expliquer des démangeaisons de courte durée. Ces causes évidentes éliminées, il faut vérifier s'il y a éruption ou non.

IL Y A UNE ÉRUPTION

Et des démangeaisons, bien sûr. On peut observer, selon le cas:

Des rougeurs espacées.

De petites plaques rouges, un peu surélevées, signalent des piqûres d'insectes: moustiques, puces, taons, punaises. Il faut insister sur deux parasites auxquels on ne pense pas souvent: les aoûtats, qui déclenchent des démangeaisons féroces en été, et la gale, qui donne des plaques rouges ou brunes avec de petites bulles, et qui atteint surtout les espaces entre les doigts, la ceinture et le dessous des seins. Elle revient en force, dans nos écoles en particulier.

Des plaques roses à centre blanc

C'est l'urticaire. On le reconnaît à une caractéristique particulière: quand on appuie dessus, la plaque s'efface momentanément.

Il faut rechercher une cause alimentaire: fraise, melon, œuf, poisson, etc., ou un médicament.

Des plaques épaisses qui «pèlent»

C'est de l'eczéma. La peau devient plus épaisse, de petites peaux s'élèvent dessus. Il y en a surtout dans les plis du corps: coude, genou, poignet, et cela s'infecte souvent. Contrairement à l'urticaire, les plaques résistent à la pression.

Des petites bulles blanches

C'est du prurigo. Ces bulles crèvent en laissant un cercle sur la peau; il faut ici encore envisager une cause alimentaire ou des champignons.

IL N'Y A PAS D'ÉRUPTION

L'absence d'éruption suggère une maladie interne. Les deux principales sont la jaunisse et le diabète.

La jaunisse ou ictère: quelle qu'en soit la cause, les démangeaisons sont terribles. Les premiers signes permettent de dépister cette maladie: le blanc des yeux devient jaune, les urines sont très foncées.

Le diabète est une autre cause fréquente de démangeaisons associées à la triade «on a toujours faim, on a toujours soif, on urine beaucoup».

Il y a aussi des causes, heureusement moins fréquentes, plus sérieuses:

Les maladies graves du sang, c'est-à-dire les leucémies, et des organes, le cancer.

Les maladies des reins.

Et enfin, deux causes particulières:

Le prurit sénile, dû à des modifications de la peau.

Le prurit psychologique chez les gens nerveux, pour passer ses angoisses…

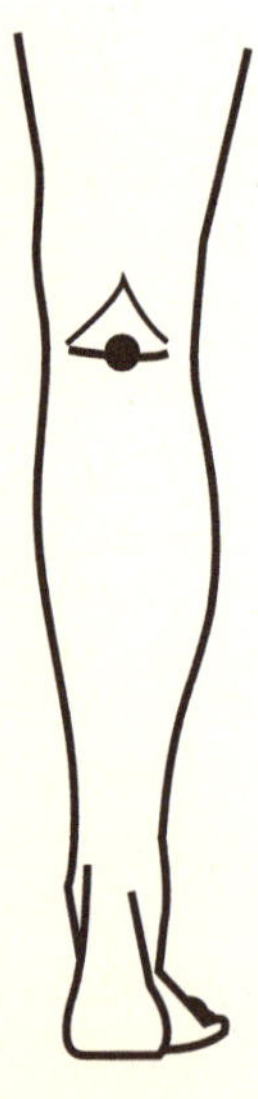

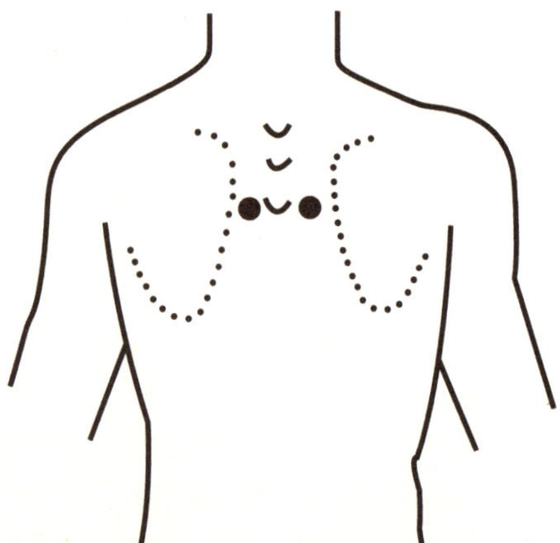

Traitement

Le traitement varie considérablement selon la cause. Néanmoins, un certain nombre de mesures semblent utiles dans tous les cas.

Écarter au maximum les causes externes:

- les lessives, les produits d'entretien (mettre des gants);
- les sous-vêtements en matières synthétiques;
- les savons agressifs;
- beaucoup de pommades, même si elles sont réputées calmantes.

Utiliser des produits neutres: savons surgras ou pâtes à l'eau sur la peau, par exemple Aloplastine (Hydranorme, Effagel).

L'acupuncture identifie deux points principaux: l'un est situé dans le dos, à trois doigts de la colonne vertébrale, à hauteur de la troisième vertèbre dorsale; l'autre se trouve à l'arrière de la jambe, au milieu du pli du genou.

L'homéopathie propose un grand nombre de médicaments dont les principaux sont: Arsenicum, quand c'est rouge, associé à Petroleum; Sulfur, quand ça brûle; Graphites, quand ça suinte. À prendre de préférence en doses de 7 à 9 CH.

La médecine classique utilise des médicaments spécifiques; dans des cas précis comme la gale, on recommande des applications d'Ascabiol toutes les 12 heures. Pour les autres affections, les principaux produits sont:

- Les antihistaminiques. Certains, comme Polaramine (même) et Primalan, ont en plus un effet sédatif, et sont donc recommandés pour soigner le prurigo. Par contre, il faut privilégier les autres produits dans le traitement de l'urticaire: Hismanal (même), Clarityne (Claritin), Zyrtec (Reactine).
- Les «antichampignons» pour enrayer les mycoses: Mycoster (Loprox), Pevaryl (Ecostatin), Myk 1 % (Nizoral), Ketoderm (Nizoral).

Enfin, il est important d'agir sur la nature de la peau:

- On appliquera sur les peaux sèches des savons surgras, mais aussi des préparations à l'urée, comme Urexine (Urémol 20) et Sedages, et à l'acide lactique, comme Lacticare (même).
- Pour les peaux grasses, on choisira des produits asséchants, tels Cytéal et Septéal (Hibidil, Hibitane, Savlon, Spectro Gram «2»), qui jouent en plus un rôle désinfectant utile dans le traitement de la dysidrose (variété d'eczéma).
- En cas d'eczéma, on recommande les pâtes à l'eau: Aloplastine (Hydranorme, Effagel), Lotion de La Roche-Posay, et les corticoïdes: Diprosone (même), Betneval (Betacort, Betnovate), mais seulement sur des surfaces précises et pour un temps limité.

Dents

J'ai mal aux dents. Pourquoi?

Depuis hier, j'ai mal aux dents et ça ne s'arrange pas! J'ai 35 ans, et je n'avais pas eu cet ennui depuis une dizaine d'années. Que se passe-t-il? L'âge est ici une donnée importante, car la nature des lésions varie avec les périodes de la vie. Commençons par l'adulte.

CHEZ L'ADULTE

Le type même de la douleur dentaire est la «rage de dents», en termes scientifiques la pulpite aiguë. La douleur, nettement localisée sur une dent, est intolérable, lancinante; on a «l'impression que le cœur bat dans la dent». Puis la crise s'apaise pour reparaître sans raison ou à la suite d'une activité irritante (manger, boire). Elle dure quelques minutes ou plusieurs heures et irradie dans la face. Souvent, elle entraîne une rougeur du visage et un larmoiement. Trouver le sommeil devient impossible. De quoi s'agit-il? À la suite d'une agression, généralement une carie négligée ou méconnue avec infection, le canal dentaire a été atteint, les tissus qui s'y trouvent sont enflammés, et le nerf situé en son centre réagit par la douleur.

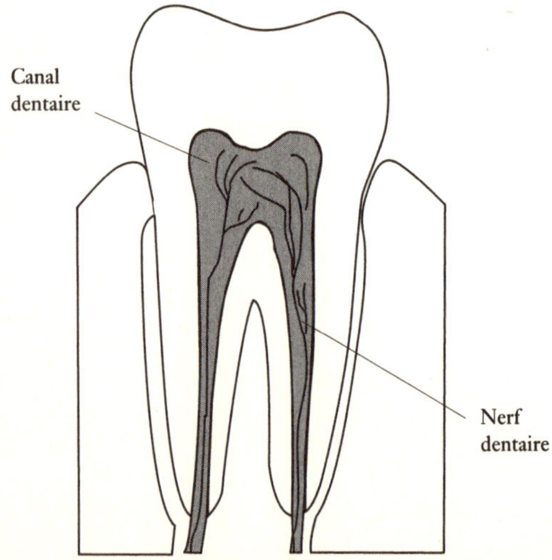

La situation s'aggrave lorsque l'infection gagne l'os voisin, le maxillaire. On parle alors de desmodondite. La douleur est presque continue; elle s'accroît lorsque le sujet ferme les mâchoires, et celui-ci éprouve une sensation pénible de «dent trop longue». L'absorption d'un liquide chaud est insupportable, et la douleur s'exaspère dès que l'on touche la dent.

Il se forme parfois un abcès dans la gencive ou autour de l'os maxillaire. Là encore, la douleur est très vive, battante, ne laissant aucun répit au malade, ni le jour ni la nuit. Celui-ci a généralement de la fièvre. À l'examen, on note un gonflement de la gencive; mais cet examen est difficile du fait que la bouche ne s'ouvre pas complètement. On appelle ce phénomène le trismus. Si on laisse évoluer l'abcès, il finit par s'ouvrir, provoquant une fistule externe.

Jusque-là, nous nous sommes concentrés sur les infections des dents. Mais, comme tout organe, les dents peuvent aussi subir des traumatismes et souffrir de fractures et de luxations. Les fractures partielles ne touchent qu'un petit bout d'émail. Lorsqu'elles sont plus importantes et qu'elles «ouvrent» la dent, la souffrance devient intense. Les luxations peuvent également être partielles, associées ou non à une fracture: le signe le plus caractéristique est que la dent «bouge» dans son alvéole et ne s'ajuste pas à la dent opposée. Son bord a «basculé» en avant ou en arrière.

En cas de luxation totale, la dent est complètement mobile et — ce qu'il faut généralement éviter de faire — on peut l'extraire avec les doigts. Il convient alors d'évaluer l'étendue des dégâts avant de décider du traitement. Si l'os maxillaire n'est pas atteint, on ne sera sans doute pas obligé de dire définitivement adieu à la dent.

Tel est le tableau des maladies qui affectent les dents de l'adulte. Voyons à présent ce qu'il en est selon les tranches d'âge.

CHEZ L'ENFANT

Chez le petit enfant, jusqu'à six ans, ce sont les problèmes des «dents de lait», autrement dit de la première dentition, qui prédominent. Même à cet âge, il peut y avoir une rage de dents liée à une pulpite mais, le plus souvent, la douleur est provoquée par d'autres causes.

En premier lieu, par la maladie du Septum, c'est-à-dire de l'interstice qui sépare deux dents. Si les dents ne sont pas soigneusement brossées après les repas, les aliments s'entassent dans cet espace, s'infectent et carient les deux dents voisines; il en résulte une souffrance très vive dont l'origine est d'autant plus difficile à déterminer que l'enfant décrit mal ce qu'il ressent.

Le mal de dents peut aussi être imputable à un abcès de la gencive, ou parulie, faisant suite à l'infection décrite précédemment ou à une infection de l'espace séparant deux racines (furcation). Dans le pire des cas, il en découlera une nécrose pulpaire avec destruction de toute la pulpe dentaire. Ces infections se diffusent souvent, entraînant des rhumes, des bronchites et une fièvre élevée.

Dans la deuxième enfance, de 6 à 13 ans, on rencontre des accidents de la dentition définitive, touchant principalement la première molaire vers 6 ans et la deuxième molaire vers 12 ans. C'est à ces âges que l'on suit le mieux l'évolution de la carie, qui attaque d'abord l'émail sans que se manifeste aucun symptôme, puis la dentine avec douleur à la mastication ou à l'absorption de liquide chaud ou froid, pour finalement occasionner une rage de dents quand la pulpe est atteinte.

Durant l'adolescence, ce sont les accidents de la dent de sagesse qui prédominent. Ces dents poussent à un âge variable, entre 18 et 25 ans, parfois plus, et présentent de nombreuses irrégularités de croissance. Les tissus situés autour de leur couronne peuvent s'infecter (péricoronarite), ce qui entraîne des douleurs intenses et le «blocage» (trismus) de la mâchoire que nous avons décrit plus haut.

CHEZ LA PERSONNE ÂGÉE

À l'autre extrémité de la vie, à partir de 60 ans, les maladies de la gencive constituent l'essentiel des affections de la bouche. Les gencives «rétrécissent», d'où infections (gingivites), mobilité puis chute des dents. Apparaissent alors les accidents dus aux «appareils», les prothèses, qui peuvent irriter, blesser et même entraîner une anémie par hémorragie des gencives.

Traitement

Les traitements sont avant tout du ressort du dentiste. Plusieurs médicaments et produits peuvent néanmoins procurer un soulagement à la victime du mal de dents.

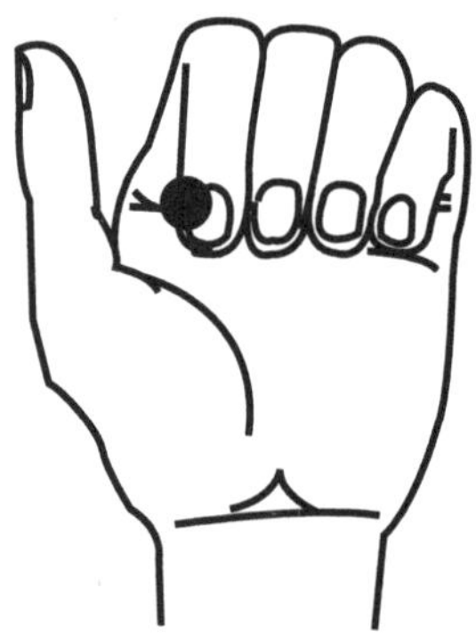

Pour la rage de dents, la médecine classique propose une injection intraveineuse de cortisone, par exemple Soludécadron (Decadron), ou la prise à doses massives d'anti-inflammatoires, tels Nifluril et Ponstyl (Ponstan), avec les inconvénients digestifs que l'on connaît.

L'acupuncture offre un point intéressant qui est situé sur l'index, dans l'angle de l'ongle qui regarde le pouce. On le stimule pendant les crises afin d'apaiser la douleur.

Lorsqu'il y a infection, outre le coup de bistouri requis par un abcès, la médecine classique recommande l'association suivante:

- antibiotiques: Rodogyl, Lysocline (Rovamycine);
- anti-inflammatoires: Surgam (même), Ponstyl (Ponstan);
- antalgiques: Idarac (même), Propofan.

On complétera le traitement par des bains de bouche, avec des produits comme Hextril (Steri/sol) ou Alodont, et par l'application de gels calmants: Pansoral, Flogencyl (Ambesol, Teejel, Orajel).

L'homéopathie indique des complexes en comprimés ou en granules: Aestus PC et Sédatif PC. On y associe des granules à 4 CH de Magnesia phos. pour les dents de droite, et de Magnesia carb. pour les dents de gauche. Chamomilla en granules absorbés toutes les heures, dissous ou non dans de l'eau, est la panacée des poussées dentaires de l'enfant. Pour les gingivites, le mélange suivant calme la douleur et réduit l'inflammation:

- Silicea à 5 CH . . . . .5 g
- Siegesbeckia à 5 CH . . . . .5 g
- Glycerinum . . . . .40 g

Utiliser pour masser sur la gencive.

Enfin, les luxations dentaires justifient — dans le cas d'une dent saine — la réimplantation, à pratiquer le plus tôt possible après l'accident (75 p. 100 de succès dans la première heure).

Dépression

Je suis déprimé... Qu'est-ce qui m'arrive?

Jusque-là, tout allait bien. Mais, depuis ce matin, rien ne va plus. Daninos a admirablement décrit ce brusque basculement dans la «déprime» qui se cache derrière des expressions comme: «J'en ai marre»; «Je n'ai plus le moral»; «Je n'ai plus le goût à rien». Que se passe-t-il donc? Notons d'abord que «la déprime» a toujours existé. Appelée par nos parents cafard ou spleen, et par nos grands-parents «anémie cérébrale», c'était le même monstre à la fois identique et multiple. La science aussi hésite dans ses classifications: elle avait établi une hiérarchie entre dépression endogène et réactionnelle, puis névrotique et psychotique, elle en vient à une description en plusieurs axes (DSM3); marquant la même hésitation sur les origines, la tendance actuelle est de privilégier l'héréditaire sur l'acquis. Plus simplement, on considérera des degrés de gravité. Voyons le premier.

La déprime simple

Sur le plan mental, on est morose, «on n'a plus envie de rien». Le monde paraît gris. Tout tourne mal. La vie est vide. On n'a envie ni de travailler ni de s'amuser. Plus important: le futur disparaît; plus de vacances, plus de projets, plus d'avenir. D'ailleurs, l'esprit lui-même est épuisé. De temps en temps on est secoué par des crises de colère contre l'entourage, que l'on rend responsable de ce qui arrive.

Sur le plan physique, la fatigue s'impose. On se traîne; les jambes paraissent de plomb. Paradoxalement, cette fatigue est maximale le matin, on se sent mieux l'après-midi et on est en forme le soir.

Le sommeil est perturbé. On se réveille à deux ou trois heures du matin pour se rendormir au moment où il faut se lever.

Survient tout un ensemble de malaises: une sensation de boule dans la gorge ou de boule qui va et vient de l'estomac aux mâchoires, elles-mêmes crispées, une impression de fourmillements ou de frissons sur tout le corps, un blocage de la respiration qui, semble-t-il, ne peut jamais aller à fond. Le cœur est serré comme dans un étau. L'appétit disparaît et, sur le plan sexuel, c'est «la panne».

Quelle est la cause de tous ces troubles? Il peut ne pas y en avoir du tout; ce peut être d'ordre biologique: c'est le cas des dépressions qui surviennent après un accouchement ou en raison d'un manque de soleil en fin d'hiver. Ce qui domine toutefois dans les explications est l'origine psychologique:

- parfois sérieuse, personnelle (deuil, rupture affective, divorce) ou professionnelle (échec scolaire ou social, perte de situation, chômage hélas si fréquent aujourd'hui);
- parfois insignifiante, telle la «déprime de la rentrée» quand, à la fin des vacances, on «reprend le collier» et qu'on a l'impression de replonger dans la monotonie de la vie.

Comment évolue la déprime? Spontanément ou à la suite d'un événement heureux, d'une bonne nouvelle, d'un peu de compréhension ou d'un traitement léger, tout rentre dans l'ordre en quelques jours. Mais il faut se méfier: ce qui est camouflé par la dignité ou ce qui paraît insignifiant (comme une mauvaise note en classe) peut sembler désespérant pour le malade, l'entraînant vers le degré au-dessus.

La dépression

La situation est plus sérieuse; et on peut décrire ici deux tableaux connus sous les noms d'hypocondrie et de phobie.

Le sujet qui souffre d'hypocondrie se croit physiquement malade. Il recherche tous les jours une douleur nouvelle dans telle ou telle partie de son corps. Personne ne le comprend, même pas sa famille, et surtout pas le médecin, qui «ne découvre rien». Ou encore, il se croit affligé d'une laideur insupportable, soit dans certaines parties de son corps: visage, nez, cheveux, seins, ou dans l'ensemble (taille insuffisante, obésité en réalité inexistante, etc.). Dans d'autres cas, il sent des parasites courir sur ou sous sa peau. Ou encore il est atteint d'un cancer «baladeur» qui touche ses organes l'un après l'autre.

Deuxième possibilité, ce n'est plus la maladie physique qui tourmente le malade, c'est la tare morale: il se déclare coupable, il est responsable de tout ce qui a raté autour de lui, il n'est, n'a été et ne sera jamais bon à rien.

Dans d'autres cas, l'ennemi est extérieur. On en veut au malade, tout le monde le regarde, on se moque dans son dos; il y a contre lui un complot qu'ourdissent même des gens qui ne se connaissent pas: son patron, sa concierge, son conjoint, etc. D'ailleurs, on le bombarde de cailloux la nuit et de gestes obscènes le jour. On ne s'étonnera pas de ce que son état physique s'aggrave. Les malaises s'accentuent, l'appétit, la mémoire et la sexualité s'en vont. Tout effort physique ou mental paraît insupportable. Et ce, d'autant plus que les phobies compliquent la vie du malheureux et augmentent sa dépression. La phobie plus fréquente se traduit par la peur de la foule, «des gens» en général. Le ou la malade refuse le monde, refuse de sortir seul, et finit par se cloîtrer à domicile. Certains ont peur d'un lieu précis, d'une situation particulière (une rue, un groupe, etc.). Ces craintes entraînent des processus d'évitement, certains apparemment logiques (changement d'itinéraire), d'autres complètement farfelus (port d'un objet «fétiche», gestes sans signification, etc.). Un degré au-dessus encore, et la dépression cónfine à la maladie mentale.

La maladie mentale

Elle peut être marquée par: des attaques de panique aussi violentes qu'imprévisibles; un syndrome mélancolique signalé par un isolement total; une alternance de dépression profonde et de périodes d'excitation brouillonnes (psychose maniaco-dépressive).

Toutes ces situations recèlent un danger majeur: le suicide, qu'il faut savoir prévenir… Ce n'est pas facile!

Traitement

Comme nous venons de le voir, la déprime et la dépression représentent les deux bouts d'une chaîne qui va d'un malaise passager jusqu'aux limites de la démence. C'est pourquoi il importe de doser la thérapeutique, en privilégiant les méthodes les plus naturelles d'abord. Dans le premier cas, lorsque le désordre psychologique domine, on essaiera d'abord les méthodes psychologiques: le simple contact amical et chaleureux suffit souvent. Sinon, on recourra à des méthodes plus élaborées: d'abord la relaxation, que l'on obtient en canalisant l'attention du malade, qui se concentre sur les diverses parties de son corps; la décontraction physique, en particulier respiratoire, entraîne la décontraction psychique. Puis les méthodes comportementales, qui consistent à mettre le sujet progressivement en contact avec ses causes d'angoisse, en le désensibilisant en quelque sorte.

On envisagera ensuite les méthodes biologiques: les hormones, pour traiter les dépressions de la grossesse ou de la ménopause, et les «douches lumineuses» (exposition prolongée à la lumière, même artificielle), pour les déprimes de fin d'hiver.

À cet échelon de la maladie, les produits homéopathiques conviennent parfaitement: Ignatia ou Gelsemium en doses à 9 CH, et suppositoires de Parathyroidinum à 5 CH pour traiter la composante spasmophilique. Un point d'acupuncture situé sur le haut du crâne se révèle également bénéfique.

À un degré plus poussé, on prescrira des tranquillisants tels le Valium (même), le Tranxène (même) ou le Lexomil (Lectopam) en comprimés.

Dans les formes encore plus sérieuses, les antidépresseurs s'imposent:

- des sédatifs si l'angoisse domine: Quitaxon (Novo-Doxepin, Sinequan), Laroxyl (Elavil), Surmontil (même);
- des psychotoniques chez les malades inhibés: Humoryl, Survector, Vivalan;

- des produits intermédiaires dans les cas mixtes: Tofranil (même), Anafranil (même), Prothiaden, etc.

Un médicament couvre à peu près tous les symptômes: le fameux Prozac (même). C'est aussi le cas des autres produits antisérotonine, tel Floxyfral (Elavil, Trilafon, Novopramine). Mais il convient de ne pas en abuser, car ils peuvent causer une accoutumance.

Diarrhée

J'ai la diarrhée. Que faire?

Ah! que c'est ennuyeux! Je faisais un voyage formidable dans ce pays d'Asie. Et voilà qu'au bout d'une semaine je suis obligé de passer mon temps aux toilettes. J'y vais toutes les deux ou trois heures et, chaque fois, pour une selle liquide et brûlante précédée de crampes dans le ventre qui me plient en deux. J'ai très soif, mais je n'ai pas de fièvre. J'ai donc la «tourista», ou diarrhée du voyageur, typique des diarrhées aiguës.

Mais il y en a d'autres types. Pour en déterminer l'origine, il faut procéder à un examen des selles.

Les selles sont jaunes. Elles vont de l'état liquide à une consistance pâteuse du genre «purée», ou encore elles sont non homogènes: liquides et excréments y sont mélangés. Ces diarrhées sont dites «cholériformes», car le type en est le choléra (Dieu soit loué, il est bien rarement en cause!). Cela signifie qu'elles sont attribuables à un trouble du fonctionnement de l'intestin qui, véritable «passoire percée», laisse filtrer l'eau du corps. Cet état est dû soit à une intoxication, soit à un virus découvert récemment: le rotavirus. Il est responsable de plus de 50 p. 100 des cas de diarrhées du nourrisson, qui le déshydratent et peuvent le tuer en 24 heures.

Les selles sont brunes, jaunes ou vertes, mais surtout, elles sont plus ou moins mêlées de sang, de glaires ou de graisses. Il s'agit d'une diarrhée dysentériforme dont le meilleur exemple est la dysenterie aiguë, qui débute brusquement par des douleurs tout le long du gros intestin. On note une fièvre élevée de 39° C ou 40° C, des frissons intenses, des malaises, des maux de tête et des vomissements.

Les coliques obligent le malade à «courir» à la toilette de 20 à 30 fois par jour, souvent «pour rien». «Ça pousse tout le temps», et on n'expulse qu'une glaire sanglante et purulente. Cette fois, la situation est sérieuse: l'intestin est attaqué par des microbes appartenant aux groupes Salmonella et, surtout, Shigella. Seul un traitement énergique peut empêcher une évolution grave.

Tout différent apparaît le tableau des diarrhées chroniques.

Le premier problème qui se pose est de savoir s'il s'agit d'une vraie ou d'une fausse diarrhée. Dans ce dernier cas, on rencontre plusieurs variétés: la plus banale est celle qui succède à plusieurs jours de constipation. Apparaît alors une débâcle, réaction de l'intestin pour se débarrasser des selles irritantes. Il en va de même lorsqu'un individu a deux ou trois selles groupées dans la matinée. La première est le «bouchon» très dur, suivi d'émissions plus ou moins liquides. La forme la plus grave est celle qui est liée à l'abus de laxatifs. Cette «laxativomanie» est extrêmement répandue. Elle fait suite à l'absorption régulière pendant des années de laxatifs irritants, notamment l'huile de ricin, les anthraquinones ou anthracéniques, par exemple Senokot (même) et Pursennide (Glysennid), et la phénolphtaléine sous forme de produits comme Purganol (Alophen). Elle entraîne des débâcles plusieurs fois par jour avec l'élimination de liquide pouvant atteindre 4,5 litres. Il s'ensuit un amaigrissement important, des crises de tétanie, des troubles cardiaques, etc. Il s'agit alors d'une véritable dépendance à une drogue et, comme tous les drogués, les patients, et surtout les patientes — la laxativomanie étant généralement féminine —, doivent être désintoxiqués petit à petit.

À côté des fausses diarrhées, il y a de vraies diarrhées chroniques ou prolongées. Puisque le gros intestin ou côlon est en quelque sorte le «miroir» de tout l'organisme, on comprend que les causes en sont multiples. Pour s'y retrouver, il ne faut pas tant compter sur l'apparence des selles que sur leur «environnement».

- La première question à poser concerne l'histoire du malade: celui-ci a-t-il vécu dans un pays tropical ou en revient-il? En ce cas, il faut penser aux parasites: Giardia et, surtout, amibes, qui donnent des selles pâteuses, verdâtres, suivies d'une longue période de troubles intestinaux.
- S'il s'agit d'un alcoolique avéré, la diarrhée est alors le signe d'une atteinte du pancréas.
- Y a-t-il des signes, en apparence sans rapport avec l'intestin, par exemple des rhumatismes, une inflammation des yeux? On se trouve alors en présence de maladies inflammatoires. Deux d'entre elles sont sérieuses: la rectocolite hémorragique et la maladie de Crohn. La première atteint surtout la fin du côlon et le rectum, la seconde le début du gros intestin. L'une comme l'autre déclenchent des diarrhées sanglantes, de la fièvre, un amaigrissement; toutes deux évoluent par poussées successives séparées par des périodes de rémission.
- Signalons que certains antibiotiques puissants, pris sur de longues périodes, provoquent des diarrhées identiques.
- Parmi les causes figure également la tuberculose, la maladie «historique»... Mais l'histoire se répète souvent!
- Si la diarrhée s'accompagne d'un amaigrissement très rapide, on soupçonnera un cancer intestinal. On peut parfois en sentir la masse dans le ventre, associée, chose curieuse, à un ganglion sur la clavicule gauche.
- Par ailleurs, la forme inaugurale du sida est le plus souvent une diarrhée intarissable.
- Et s'il n'y a rien de tout cela? On parle alors de diarrhées fonctionnelles.

Dans certains cas, cela signifie que l'organe lui-même fonctionne mal, comme c'est le cas en présence de certains troubles de l'absorption telles la maladie cœliaque, due à une intolérance au gluten, ou la maladie de Whipple, où un microbe engendre le même phénomène. On peut placer dans la même catégorie les diarrhées de la mucoviscidose par carence pancréatique.

En vérité, dans la grande majorité des cas, on ne trouve pas la cause: la diarrhée est présumée psychologique, comme c'est le cas avec la fameuse «diarrhée des examens». Le sujet est souvent une jeune femme anxieuse, stressée, qui présente des signes de tétanie: boule dans la gorge, palpitations, et diarrhées fluctuant au gré des événements.

Traitement

Pour soigner les diarrhées aiguës, la médecine classique dispose de produits qui empêchent l'inondation de l'intestin, comme le Diarsed (Lomotil) et l'Imodium (même), ou qui le désinfectent, comme l'Ercéfuryl et l'Intétrix P.

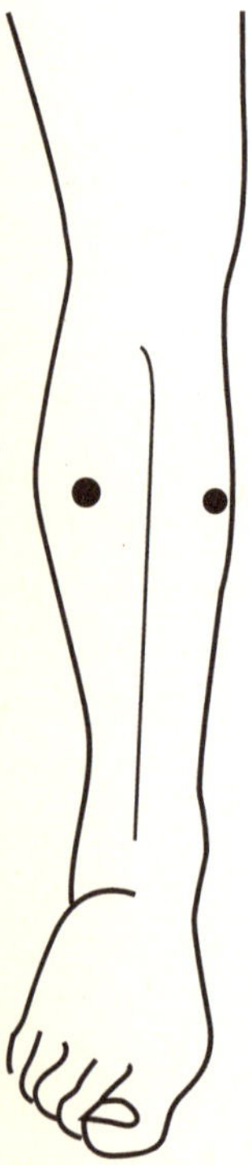

Deux points d'acupuncture sont particulièrement actifs. Tous deux sont localisés sur la jambe. Le premier, situé à l'extérieur du mollet à cinq doigts sous le pli du genou, agit sur la diarrhée, le second, situé à l'intérieur dans l'angle du tibia, agit sur les douleurs qui y sont liées.

L'homéopathie propose des substances très actives telles que China et Arsenicum à 4 CH, à prendre toutes les deux heures. Il convient, surtout chez le nourrisson, de réhydrater le malade avec des solutions soigneusement dosées en minéraux.

En ce qui a trait aux diarrhées chroniques, le traitement varie selon la cause. Le Flagyl (même) et le Fasigyne sont indiqués en cas de parasitose, surtout l'amibiase. Pour les maladies inflammatoires, rectocolite et Crohn, on recommande l'association de cortisone, par exemple Prednisone (même), 1 mg/kilo, et d'un dérivé de sulfamide, le 5 Asa: Pentasa (même) ou Dipentum (même).

Dans presque tous les cas, on préconise le mélange homéopathique suivant: Holarrhena, China et Veratrum album à 5 CH en gouttes réparties sur toute la journée.

Épaule

J'ai mal à l'épaule. Pourquoi?

Notre épaule, que de services ne nous rend-elle pas? En protégeant notre poitrine et notre cou, d'abord, et surtout en déclenchant le mouvement de tout notre bras, qu'elle projette en tous sens: on peut dire que si l'on a une bonne main c'est que l'on a une bonne épaule. Et pourtant, rien de plus compliqué qu'une épaule. Ce mélange d'os, de nerfs, de muscles et d'articulations occasionne plus d'une nuit blanche aux étudiants en médecine. Pourquoi? Parce que l'épaule est un véritable scandale anatomique! Notre arrière-arrière-grand-mère Lucy, quand elle trottait sur le continent africain, utilisait ses quatre pattes, comme les chiens ou les chevaux; ses descendants ont voulu se redresser et... tout n'a pas suivi, en particulier les muscles qui sont restés «accrochés» au thorax. Quoi qu'il en soit, pour savoir pourquoi nous avons mal à l'épaule, il nous faut répondre à quelques questions.

LA DOULEUR VIENT-ELLE DE L'ÉPAULE ELLE-MÊME?

Un bon moyen de le savoir consiste à remuer le bras dans tous les sens. Si l'on ne ressent ni douleur ni limitation de mouvement, ce n'est pas l'épaule qui est responsable. Dans 90 p. 100 des cas, les douleurs proviennent alors de la nuque et descendent le long du bras. C'est en fait la colonne vertébrale qui est en cause. Il est facile de s'en assurer, les douleurs étant aggravées par les mouvements de la tête.

Mais une douleur d'épaule révèle parfois, quoique plus rarement, une maladie du cœur: angine de poitrine ou infarctus. Dans ce cas, on peut observer de nombreux autres signes, et c'est surtout le côté gauche qui est touché.

S'il y a à la fois une limitation des mouvements et une douleur, le problème réside dans l'épaule elle-même. Il faut alors se poser une nouvelle question.

LA DOULEUR PERSISTE-T-ELLE MÊME LORSQU'ON RESTE IMMOBILE?

Par exemple, si l'on est assis et strictement immobile, et que la douleur persiste, il peut s'agir d'une variété de rhumatisme:

- Soit un rhumatisme inflammatoire ou infectieux, mais celui-ci atteint en général plusieurs articulations.

- Soit cette curieuse maladie appelée algodystrophie, un rhumatisme qui atteint à la fois l'épaule et la main (d'ailleurs, on l'appelle également syndrome épaule-main). Il est dû à une irritation des nerfs sympathiques, causée par exemple par un plâtre trop serré.
- La douleur peut également provenir de l'articulation elle-même. Celle-ci présente assez souvent des «os en trop», des calcifications qui apparaissent au cours des années. Lorsque l'un de ces os déchire l'articulation, il provoque une douleur atroce, le jour comme la nuit, et la personne se trouve dans l'impossibilité absolue de bouger le bras. C'est ce que l'on appelle une «épaule aiguë».

Voyons maintenant la cause la plus importante de la douleur.

On a mal lorsqu'on bouge, et cela se bloque

Les choses se passent en général de la façon suivante: ça bloque progressivement; il devient de plus en plus difficile et douloureux de lever le bras pour se coiffer ou pour agrafer son soutien-gorge dans le dos. Les mouvements sont de plus en plus limités et, dans le pire des cas, on se retrouve avec une «épaule gelée»: le bras ne peut plus se décoller du corps.

Nous sommes en présence d'une périarthrite de l'épaule.

Pourquoi ce nom curieux? Parce que ce n'est pas l'articulation de l'épaule elle-même — celle qui unit le bras à la poitrine — qui est atteinte, mais tout ce qui se trouve autour (d'où le préfixe péri): muscles, tendons, ligaments, etc.

On peut même identifier plus précisément la partie atteinte; si la douleur est maximale sur le devant, c'est le biceps qui est touché; si c'est sur l'arrière, c'est le grand dorsal. Lorsque, cas le plus fréquent, c'est vers le haut que les mouvements sont bloqués, deux causes peuvent être envisagées: ou bien une déchirure des tendons qui forment une «coiffe» au-dessus de l'articulation, ou un déplacement de la petite jointure qui, tout en haut de l'épaule, unit les deux os: clavicule et omoplate.

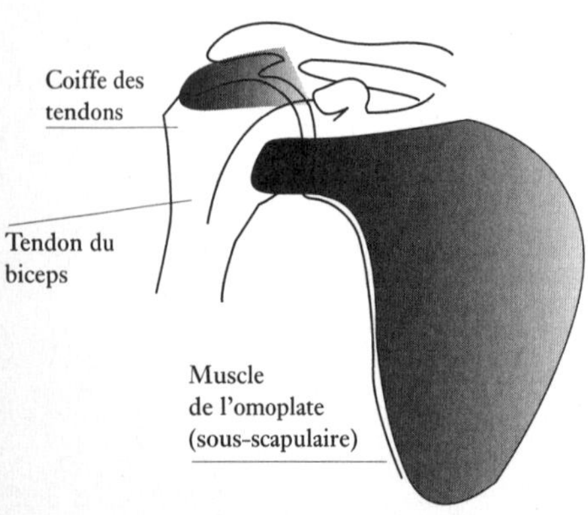

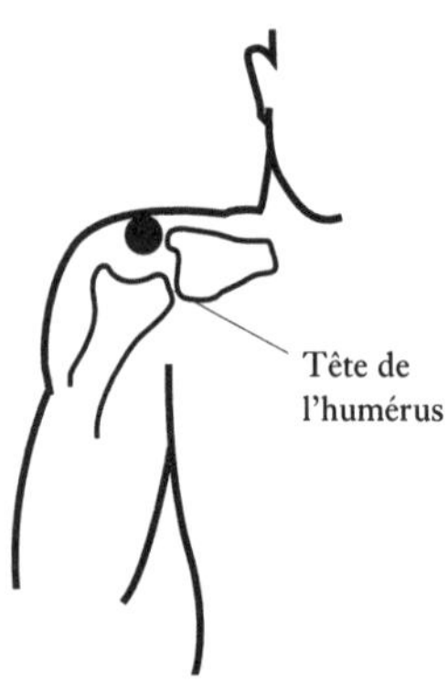

Traitement

On s'en doute, la complexité de l'épaule ne facilite pas le traitement. Voyons les solutions qu'offrent les différentes médecines.

La médecine officielle recommande d'abord le repos (il est difficile de faire autrement!) en soutenant le bras à demi fléchi par un bandage. Elle y associe les anti-inflammatoires par toutes les voies — sous forme d'injections, de suppositoires, de comprimés ou de pommades —, surtout par la voie la plus efficace: injection dans l'articulation de cortisone ou d'un de ses dérivés; c'est ce que l'on appelle une infiltration. Le résultat est parfois immédiat mais il est aussi passager, et il ne faut pas renouveler ces infiltrations plus de deux ou trois fois, car la cortisone ronge littéralement les os et les ligaments.

En homéopathie, quelques médicaments sont indiqués en doses à 9 CH ou en granules répétés à 5 CH, tels Iris et, curieusement, Gardénal (le gardénal, pris sous la forme de comprimés, entraîne parfois des douleurs d'épaule).

Mais ce sont surtout l'ostéopathie et l'acupuncture qui viennent au secours des épaules douloureuses.

L'ostéopathie agit principalement sur les blocages de la petite articulation clavicule-omoplate. On pousse la clavicule dans le sens inverse de la douleur, vers l'avant, vers l'arrière ou vers le bas.

L'acupuncture offre un point très efficace situé sur l'avant de l'épaule. On le repère en levant le bras, pouce tendu. Il se forme ainsi un creux, à masser énergiquement.

Une méthode assez voisine de l'acupuncture est la mésothérapie. Elle consiste dans l'injection, au moyen de multiples aiguilles, de médicaments calmants — surtout de la cocaïne — dans la région douloureuse. Cette méthode donne souvent de bons résultats.

Enfin, la chirurgie s'intéresse de plus en plus à l'épaule, surtout depuis qu'il est possible d'opérer à l'intérieur même de l'articulation grâce aux arthroscopes. On peut ainsi sectionner des tendons épaissis ou, au contraire, suturer des parties déchirées.

Quoi qu'il en soit, traiter une épaule douloureuse demande beaucoup de temps, de patience, et une rééducation soignée une fois la douleur passée.

Estomac

J'ai des brûlures d'estomac et des acidités. Pourquoi?

Les brûlures d'estomac et les acidités sont des symptômes fréquents et de gravité très variable. Pour en établir la cause et arrêter un traitement, il importe de s'analyser avec soin pour déterminer si l'on ne souffre que de brûlures et d'acidités ou s'il s'y ajoute d'autres signes.

On ne souffre que de brûlures et d'acidités

La sensation de brûlure se fait sentir au milieu de la poitrine. Elle s'accompagne d'un renvoi de liquide acide — au goût de vinaigre — dans la bouche, et parfois de remontées de nourriture (régurgitations) associées à beaucoup de gaz (voir le chapitre sur l'aérophagie). Cet ensemble de symptômes est appelé pyrosis. Les symptômes se manifestent après les repas, et sont généralement fonction de la position: les brûlures surviennent lorsqu'on est penché en avant ou couché sur le dos.

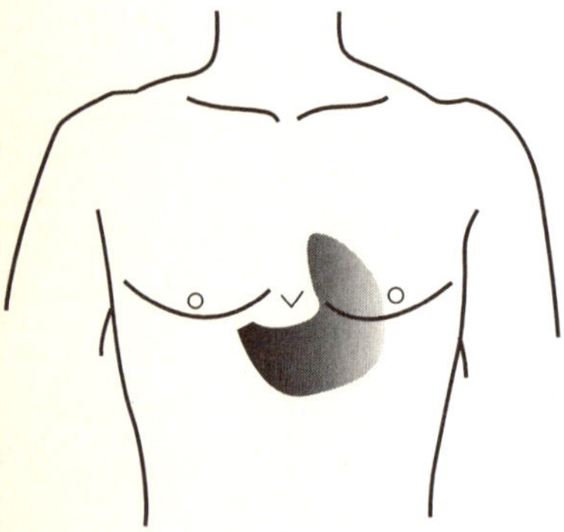

Les malaises sont plus importants dans certaines circonstances, par exemple si l'on porte une ceinture trop serrée ou après avoir levé une charge trop lourde, surtout si l'on est obèse. Certains éléments les aggravent: l'alcool, les repas trop gras, les boissons sucrées et les confitures, ainsi que l'excès de tabac. Il en va de même pour certains médicaments: la pilule anticonceptionnelle, certains produits pour le cœur et pour l'asthme (théophylline), ainsi que les anti-inflammatoires: Profenid (Apo-Keto, Novo-Keto-EC), Feldene (même), Indocid (même), Voltarène (Voltaren), etc.

Il y a d'autres signes associés

Certains sont inattendus:

- troubles respiratoires, par exemple de la toux, des bronchites à répétition, voire même des crises d'asthme dues à l'irritation de la gorge par l'acide gastrique;
- troubles cardiaques avec des douleurs de poitrine ressemblant en tous points à la crise d'angine de poitrine et dues cette fois à l'irritation des nerfs de la poitrine par l'acide.

D'autres signes sont prévisibles, mais également plus graves:

- des vomissements abondants, parfois même des vomissements de sang (hématémèses), et l'élimination de selles très noires (melena) traduisant la présence de sang dans les selles.

Quelles en sont les causes?

Quand il n'y a que des brûlures et des acidités, le problème vient de la jonction œsophage-estomac. L'œsophage passe à travers un anneau du diaphragme qui forme un genre de clapet dont la fonction est d'empêcher la nourriture de remonter dans la poitrine. Si ce clapet est trop relâché, le suc gastrique acide est refoulé dans l'œsophage. C'est ce que l'on appelle le reflux gastro-œsophagien.

Parfois, même l'estomac passe à travers le diaphragme: on parle alors d'une hernie hiatale. Celle-ci peut se présenter de deux façons: soit le haut de l'estomac se «glisse» le long de l'œsophage, soit l'estomac refoule carrément l'œsophage dans la poitrine. Par contre, lorsque se manifestent des vomissements, surtout de sang, ou un amaigrissement notable, il faut penser à un ulcère de l'estomac et, heureusement beaucoup moins souvent, à un cancer.

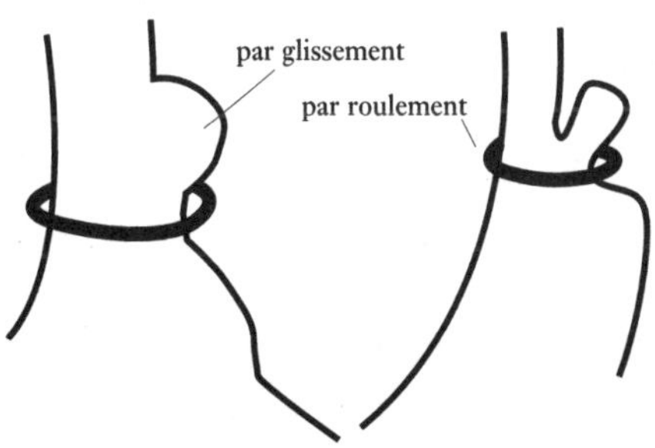

Traitement

Dans la majorité des cas, ceux qui souffrent de brûlures d'estomac ont déjà essayé maints produits: jadis le bicarbonate de soude, de nos jours de nombreuses pastilles qui soulagent... temporairement.

On adoptera tout d'abord quelques bonnes habitudes: éviter les vêtements serrés, dormir en position semi-assise, surveiller son alimentation. Dans le cadre de la médecine classique, il est recommandé de pratiquer une fibroscopie de l'œsophage et de l'estomac, intervention qui consiste à introduire un petit tube dans les voies digestives, et de mesurer l'acidité — le pH — de ces organes.

Quatre types de médicaments peuvent être prescrits:

- les anti-acides: Gelusil (même), Maalox (même), Phosphalugel (Amphojel);
- les stimulants de la motricité: Primpéran (Maxeran), Motilium (même), Prepulsid (même), qui agissent en vidant l'estomac;
- et surtout, les produits qui neutralisent l'histamine, comme Tagamet (même) et Azantac (Zantac), ou qui empêchent la pompe à protons de fonctionner, tels Mopral (Losec), Zoltum (Losec) et Inipomp, car ces deux mécanismes sont responsables de la sécrétion d'acide gastrique.

En cas d'ulcères, il convient de prescrire en outre des antibiotiques, car on sait depuis peu que les ulcères sont surtout dus à un microbe: Helicobacter pylori. Les plus utilisés sont alors le Clamoxyl (Amoxyl, Apo-Amoxi) et le Flagyl (même) en association.

L'acupuncture propose un point situé à mi-chemin entre le nombril et le sternum (pratique quand on prend un repas chez des amis). Il faut le masser lentement, jusqu'à disparition des douleurs.

L'homéopathie, avec des doses à 9 CH d'Argentum nitricum et de Nux vomica, qui est le «grand» médicament de l'estomac, contribue à assurer une bonne digestion.

Grâce à toutes ces possibilités, le recours à la chirurgie est devenu très rare.

Évanouissement

Une personne s'évanouit devant vous. Que faire?

QU'EST-CE QU'UN ÉVANOUISSEMENT (OU SYNCOPE)?

La syncope vraie est une perte complète de connaissance, avec arrêt de la respiration et des battements du cœur. Il va sans dire que cet état ne peut durer plus de deux ou trois minutes, d'où la nécessité d'une intervention rapide avant l'issue fatale.

Il en existe aussi une forme moins grave: la syncope incomplète ou lipothymie, un malaise passager caractérisé notamment par des vertiges, une sensation de «faiblesse», voire une chute, mais rarement par une perte complète de connaissance, et encore moins par un arrêt du cœur.

QUELLES EN SONT LES CAUSES?

Certaines causes sont évidentes:

- un choc physique, par exemple un coup sur la gorge, dans le creux de l'estomac, ou sur le crâne;
- un choc émotionnel: dans ce cas, il s'agit plutôt d'un malaise; la vraie syncope ne se voit plus guère que dans les romans;
- une intoxication (en particulier l'intoxication au gaz).

Mais la plupart des syncopes surviennent sans raison apparente. Deux causes principales peuvent alors être identifiées:

- avant tout les causes cardiaques, particulièrement les troubles du rythme; toute personne dont le rythme cardiaque n'est pas régulier, marquant surtout des épisodes de ralentissement, risque de faire une syncope — souvent dramatique;
- puis les causes cérébrales: on pense ici à une «attaque» liée par exemple à une hémorragie ou à la présence d'un caillot de sang dans le cerveau.

Les simples malaises sont évidemment bien moins graves. Ils relèvent de multiples causes: chaleur excessive, mauvaise digestion, douleur intense, tension nerveuse.

Une maladie précise, la tétanie ou spasmophilie, se distingue par le fait que le malaise est associé à des fourmillements et à des engourdissements.

Une cause d'erreur possible?

Une seule en vérité: la crise d'épilepsie. Certes, on note une chute brutale et un bref arrêt respiratoire, mais le cœur bat toujours, et des mouvements saccadés des membres font très vite leur apparition.

Quelle conduite adopter en présence d'une syncope?

Les simples malaises ne requièrent pas une intervention d'urgence, mais dans le cas d'une syncope vraie, il faut agir vite et efficacement:

- à l'intérieur d'un appartement, ouvrir les fenêtres et fermer le gaz le cas échéant;
- allonger le malade tout en le mettant à l'abri des risques de chutes, de brûlures, etc.;
- dégrafer col, ceinture, etc.;
- essayer de «réveiller» le malade avec des gifles, l'aspersion avec de l'eau, des coups de poing sur la région du cœur;
- si le cœur ne repart pas très vite, la situation est critique. Il convient alors d'utiliser la méthode classique et bien connue de réanimation, qui consiste à donner des secousses violentes sur la région du cœur avec ses deux mains superposées, et à insuffler par le bouche-à-bouche de l'air dans la bouche du malade (en recouvrant ses lèvres d'une compresse ou d'un mouchoir), toutes les cinq saccades. Mise à part cette méthode classique, on peut recourir à un certain nombre de procédés qui s'inspirent des médecines naturelles.

L'acupuncture signale un point situé dans l'angle de l'ongle du petit doigt, du côté de l'annulaire. En le massant énergiquement, voire en le mordant, on peut éviter la perte de connaissance. En cas d'évanouissement, il faut piquer profondément la chair sous les ongles des dix doigts du malade avec des épingles désinfectées, si possible, ou avec ses propres ongles.

Une deuxième technique, dérivée de l'ostéopathie, consiste à placer ses deux mains, paumes en l'air, sous l'arrière du crâne du malade et à comprimer celui-ci par des à-coups brusques et répétés.

Lorsqu'il s'agit d'une simple lipothymie, la stimulation du point situé au bout du petit doigt contre l'ongle (côté pouce) suffit généralement.

Fatigue

Mon Dieu! Que je suis fatigué! Pourquoi?

Je n'en peux plus! Je suis crevé! Je me traîne... Voilà des expressions que l'on entend tous les jours. Mais cette simple constatation ne suffit pas à chasser la fatigue! Il faut en trouver les causes. Or, celles-ci sont multiples, allant des plus bénignes aux plus graves.

Certes, la fatigue est évidente lorsqu'on est au lit avec 40 °C de fièvre (encore faut-il prendre sa température!) ou lorsqu'on rentre d'une épreuve sportive épuisante. Mais dans la plupart des cas, il faut s'analyser un peu afin de découvrir d'autres symptômes qui expliqueront peut-être cet état de fatigue.

J'ai un peu de fièvre

Une infection en est sans doute responsable. Toutes les infections peuvent être en cause (grippe, angine, rhume, etc.), pendant la phase d'incubation. Il faut surtout en signaler quatre qui se révèlent particulièrement trompeuses:

La jaunisse ou hépatite. Au début, on surveillera le «blanc» des yeux un peu jaune, les urines foncées, etc.

La mononucléose infectieuse, maladie des enfants et des adolescents: il faut vérifier s'il y a des ganglions, surtout au cou.

Les infections urinaires à bas bruit, c'est-à-dire évoluant sans manifestations notables. Ne ressent-on pas alors une brûlure en urinant?

Enfin, de nos jours, il faut penser au terrible sida caractérisé par des ganglions et de la diarrhée, entre autres.

Je présente des signes bizarres

Ces signes peuvent être liés au dysfonctionnement des glandes internes:

- Une insuffisance surrénale: le teint devient plombé et des taches noires apparaissent dans la bouche. C'est la maladie d'Addison.
- Un trouble de la glande thyroïde, soit:
  - par excès de fonctionnement. C'est la maladie de Basedow; on est épuisé et pourtant fébrile, et on constate une accélération du rythme cardiaque;

- par défaut de fonctionnement: on est mou, endormi, au ralenti. La peau devient d'un blanc crayeux et s'épaissit. C'est un myxœdème.

- Un trouble de l'hypophyse, soit:
  - par défaut de fonctionnement, surtout après un accouchement. C'est la maladie de Simmonds;
  - par excès de fonctionnement; le visage devient rouge et obèse, et il présente des vergetures pourpres. C'est la maladie de Cushing.

Et, surtout, le pancréas peut être en cause: le diabète, au début, entraîne un épuisement total malgré une faim vorace et une soif ardente.

L'origine de la fatigue peut en outre se trouver dans le sang, et c'est le plus souvent en raison d'une anémie, c'est-à-dire d'une carence de globules rouges. Ce qui frappe alors est la pâleur de la peau et des yeux. On envisagera cette possibilité principalement chez l'enfant et le vieillard.

Enfin, le problème réside quelquefois dans les nerfs; deux maladies nerveuses peuvent alors être en cause: la maladie de Parkinson, paralysie tremblante, souvent annoncée par une fatigue intense, et la sclérose en plaques, où la fatigue s'accompagne de troubles de la vue et de vertiges.

CELA S'AGGRAVE TRÈS, TRÈS VITE

Alors méfiance! Si, d'un jour à l'autre, on se traîne de plus en plus difficilement, il faut malheureusement envisager les maladies malignes des organes et du sang.

Mais le plus souvent, au moins trois fois sur quatre, la personne qui ressent une grande fatigue est déprimée.

«JE SUIS DÉPRIMÉ»

Avec la fatigue apparaissent de l'angoisse, de l'insomnie, un dégoût pour tout (nourriture, projets, sexualité, etc.). La cause de loin la plus fréquente en est la tétanie ou spasmophilie, une des maladies les plus répandues, et aussi impressionnante que peu dangereuse. On ressent une sensation de boule dans la gorge ou dans l'estomac, des fourmillements sur le corps, on clignote des yeux. La tétanie survient surtout à la fin de l'hiver, après une longue période sans soleil.

Comment traiter la fatigue?

On peut dire que la fatigue est la chose la plus traitée au monde, sous les noms d'asthénie, de maladie des «yuppies» et bien d'autres, et ce par toutes les médecines (il faut d'ailleurs savoir que certains médicaments causent eux-mêmes de la fatigue!).

L'acupuncture retient deux points principaux: l'un situé à deux doigts sous le nombril, l'autre sur le côté extérieur de la jambe, à quatre doigts sous le pli du genou. Pour obtenir un résultat durable, il faut répéter les stimulations matin et soir.

L'homéopathie présente un certain nombre d'excellents médicaments. On privilégiera surtout Natrum mur. et Phosphoric acid. en granules à 4 CH associés à de l'extrait de cerveau (Cerebrinum) et de «muscle», en poudre ou en suppositoires.

De son côté, la médecine classique propose, outre les traitements particuliers liés au diabète ou aux maladies des glandes, trois principaux types de médicaments:

- d'abord et avant tout le magnésium, véritable «pain» du fatigué, surtout du tétanique, qui, associé à l'extrait de parathyroïdes, fait merveille;
- les oligo-éléments et les vitamines (surtout la vitamine C);
- les acides aminés.

Tous ces produits sont offerts en «cocktails» sous forme de comprimés, de gouttes, d'ampoules, etc.

N'oublions pas que l'un des meilleurs traitements de la fatigue est encore et toujours le repos et les vacances…

Fièvre

Ce matin, j'ai de la fièvre. Pourquoi?

Hier, j'étais bien. Aujourd'hui, je me réveille «fiévreux», j'ai des frissons, la tête chaude et lourde, je me sens «vaseux»... La première question qu'il faut se poser est la suivante:

EST-CE VRAIMENT DE LA FIÈVRE?

Combien de fois croit-on en avoir pour finalement constater que le thermomètre indique le contraire? Il faut donc, avant tout, prendre sa température. Au-dessus de 37,6 °C, on en a vraiment, et il faut s'analyser pour en déterminer l'origine. Le plus souvent, c'est facile et, en général, infectieux.

J'AI LA GRIPPE

C'est le cas le plus fréquent. Hier soir, j'avais un point douloureux dans la gorge. Ce matin, j'ai le nez encombré, il coule un peu, mes yeux sont rouges et brûlants, j'ai une toux sèche. Encore faut-il savoir s'il s'agit bien d'une grippe: dans ce cas, il s'y ajoute des douleurs dans toutes les articulations et les muscles, et... la télé a annoncé une épidémie. Sinon, il s'agit d'une des nombreuses infections à virus qui ressemblent à la grippe, mais qui n'en sont pas.

J'AI TRÈS MAL À LA GORGE

Je n'ai toutefois ni toux ni rhume. Dans ce cas, il y a deux possibilités:

- c'est une angine, car elle atteint les amygdales, ces petites glandes au fond de la gorge qui apparaissent gonflées, rouges, tachetées de points blancs;
- c'est une pharyngite, car tout le fond de la gorge est rouge, en particulier les «piliers», couverts de petites bulles (voir Gorge, p. 73).

L'angine est une affection sérieuse, car, contrairement à la pharyngite, elle ouvre la voie à de nombreuses maladies.

Je tousse et je commence à cracher, blanc d'abord, puis jaune ou vert

C'est une bronchite, parfois même une pneumopathie, sans oublier la tuberculose qui, de nos jours, fait un retour en force.

J'ai une éruption sur le corps

Chez l'enfant, il s'agit d'une maladie éruptive: rougeole, rubéole, etc. Chez l'adulte, c'est probablement une virose sans gravité. On songe de plus en plus dans ce cas à une maladie nouvelle, la maladie de Lyme, qui fait suite à une piqûre de tique caractérisée par une plaque rouge sur son pourtour. Il importe de traiter cette maladie rapidement pour éviter les complications graves qui peuvent en résulter.

J'ai mangé un aliment avarié

Ce peut être un aliment en conserve, un poisson, etc. Aujourd'hui, j'ai vomi et j'ai la diarrhée: je souffre d'une infection intestinale.

Je rentre d'un pays tropical

Le paludisme ou la fièvre de Malte peuvent être en cause, ou tout simplement un coup de soleil (on n'est à l'abri nulle part!). Donc, j'ai une brûlure étendue mais bénigne, et de la fièvre.

Mais parfois, c'est moins facile. Les symptômes s'apparentent à ceux de la grippe, mais il n'y a que de la fièvre, sans toux, ni rhume.

Deux causes principales peuvent être identifiées:

Une infection urinaire: on éprouve beaucoup de frissons, une douleur dans les reins, parfois une brûlure en urinant.

Une allergie: après avoir absorbé un aliment ou un médicament, on voit apparaître une éruption plus ou moins fébrile.

Je suis alité. J'ai subi une opération ou je viens d'accoucher.

On pense à la phlébite, qui se caractérise par une petite douleur ou une petite raideur localisée sur un mollet. Ici encore, un traitement rapide s'impose pour éviter les complications graves (embolie pulmonaire).

Si la fièvre persiste, il s'agit alors d'une fièvre dite de longue durée, qui pose des problèmes de diagnostic.

Traitement

Il faut, avant même de penser à un traitement, garder deux choses à l'esprit:

- La fièvre est souvent un mal nécessaire, car elle contribue à la défense de l'organisme contre certains microbes, et surtout contre les virus.

- Les médicaments qui traitent la fièvre ne traitent pas la maladie; la fièvre est un effet et non la cause de celle-ci, et la «faire tomber» n'est pas synonyme de guérison. De ce fait, il vaut mieux toujours soigner cette cause une fois qu'on l'a identifiée. Toutefois, la fièvre elle-même est toujours pénible, et quand elle est très élevée, elle peut être dangereuse.

Les deux plus grands médicaments que propose la médecine classique sont bien connus: ce sont l'aspirine et le paracétamol (acétaminophène) sous toutes les formes: poudres, comprimés, suppositoires, ampoules, etc. Ils soulagent pendant deux à six heures. Le premier réflexe de la personne souffrante est souvent de se précipiter sur ces produits. Mais il existe des méthodes plus douces.

D'abord les moyens naturels: le bain tiède ou frais, les compresses d'eau froide ou de glace sur la tête, qui soulagent souvent très bien.

La médecine homéopathique offre un excellent médicament contre les infections dues à la grippe: c'est l'Oscillococcinum, à mettre sous la langue toutes les heures; il élimine souvent la maladie le jour même.

En acupuncture, un point situé au bas de la nuque peut enrayer une grippe qui commence. Il se trouve sur la première vertèbre saillante, que l'on masse toutes les heures jusqu'à disparition de la fièvre.

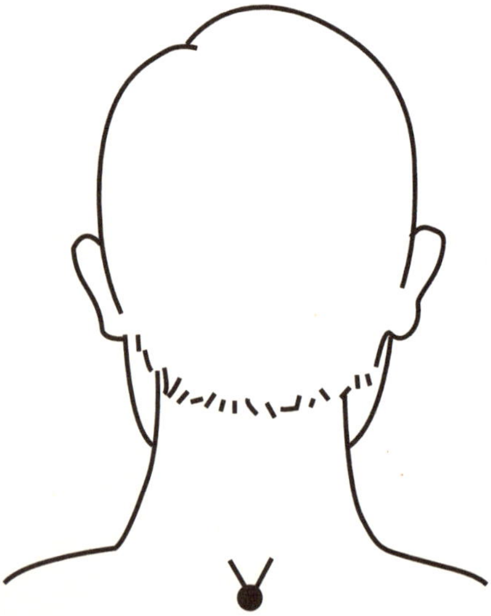

Ganglions

J'ai des «glandes». Pourquoi?

Les «glandes» ou, plus exactement, les ganglions sont des organes normaux, véritables citadelles de défense du corps, situés dans des emplacements stratégiques comme le cou, les aisselles et les plis de l'aine.

En temps normal, on ne les sent pas. Mais, comme toutes les forteresses, ils se «gonflent» de défenseurs quand ils sont attaqués et deviennent alors ce que l'on appelle des adénopathies. Parfois, s'ils sont submergés, ils passent même à l'«ennemi»: de défenseurs de l'organisme, ils en deviennent les ennemis.

On doit tenir compte de deux facteurs pour connaître leur cause: leur apparence et leur localisation.

Leur apparence

S'ils sont rouges, chauds et douloureux, c'est qu'il y a du pus quelque part dans l'organisme: abcès, furoncle, panaris ou piqûre infectée, parfois assez loin des «glandes», par exemple au doigt dans le cas d'un ganglion à l'aisselle.

Des ganglions douloureux qui ne présentent ni rougeur ni chaleur signalent une infection dans le voisinage.

Si les ganglions ne sont pas douloureux mais durs et collés à la peau, attention! Ils sont souvent le signe d'une maladie maligne (cancer, sida, etc.).

Leur emplacement

Le cou. En règle générale, chez l'enfant, toute infection du nez (rhume), de la gorge (angine), des yeux (conjonctivite) ou des lèvres (herpès) s'accompagne de ganglions évidents au cou.

Chez l'adulte, ils sont moins visibles, mais tout de même sensibles.

Certaines maladies générales comme la rubéole, la mononucléose infectieuse et, plus rarement, la tuberculose, peuvent également être en cause.

L'aisselle. En plus des infections du membre supérieur, le sein peut être touché: abcès, tumeur, etc. Les ganglions à l'aisselle révèlent aussi parfois des maladies curieuses comme celle qui est transmise par les griffes de chat et les morsures de rat (tularémie).

Le pli de l'aine. En dehors des infections des membres inférieurs, pieds et orteils surtout, ce sont principalement les organes génitaux qui sont touchés; on parle ici essentiellement des maladies transmissibles sexuellement (jadis appelées vénériennes): syphilis, blennorragie, herpès, etc.

Partout. Attention! c'est grave! Il s'agit généralement d'une maladie du sang, leucémie ou maladie de Hodgkin, qui affichent aujourd'hui un taux de guérison beaucoup plus élevé qu'autrefois.

Malheureusement, est apparu le redoutable sida, qui se traduit lui aussi, à tous les stades de son évolution, par un véritable «feu d'artifice» des ganglions dans tout le corps, à quoi s'ajoutent de nombreux signes associés (amaigrissement, diarrhée, douleurs, etc.).

Traitement

On ne traite pas les ganglions en tant que tels, mais plutôt la maladie dont ils signalent l'existence. Une infection, par exemple, sera enrayée à l'aide d'antibiotiques.

Deux bons médicaments homéopathiques sont susceptibles de faire régresser ces «glandes» importunes: Phytolacca et Aurum, à prendre quotidiennement en granules à 4 CH ou en dose à 9 CH.

Mais il vaut mieux dans tous les cas consulter un médecin.

Genoux

J'ai mal au genou. Pourquoi?

Le genou est probablement l'articulation la plus vulnérable du corps. Très superficielle, elle est exposée à tous les coups et à tous les faux pas, d'autant plus graves qu'elle supporte tout le poids du corps. Elle n'est pas non plus à l'abri des infections et des rhumatismes.

Comment déterminer la cause d'un mal de genou? Tout simplement en l'observant attentivement. Plus précisément, on vérifiera si le genou est enflé, plat, ou déformé.

C'EST GONFLÉ

Le gonflement est en général évident. Vu de face, le genou présente un bourrelet au-dessus de la rotule. Mais on s'en assurera en pratiquant ce que l'on appelle le choc rotulien. Installé sur le lit, le genou bien à plat, on appuie sur la rotule. Normalement, elle ne bouge pas. S'il y a du liquide dans le genou, elle s'enfonce comme un bouchon dans l'eau.

Une fois établi que le genou est gonflé, c'est-à-dire qu'il présente un épanchement de synovie, ou hydarthrose, on précisera la nature de l'affection en analysant d'autres signes extérieurs.

Si le genou est rouge, il s'agit alors:

- d'une inflammation: arthrite infectieuse; ou
- d'un rhumatisme inflammatoire: polyarthrite, goutte, etc.

S'il est blanc:

- Un choc (activité sportive, coup, chute, etc.) produit un épanchement de synovie qu'il faut ponctionner.
- Une maladie peut être en cause, mais c'est beaucoup plus rare. On parle alors de certains rhumatismes et de l'exceptionnelle tuberculose du genou (tumeur blanche).

C'est limité à une partie du genou:

- En avant de la rotule, c'est un hygroma.

- Sous le genou, à l'intérieur, c'est une bursite de la patte d'oie.
- Dans le pli du genou, c'est un kyste poplité.

Tous ces noms recouvrent en fait une même réalité: l'inflammation des bourses séreuses, ces petites poches des articulations qui favorisent le glissement des os les uns sur les autres. Lorsqu'elles s'enflamment, elles provoquent ces gonflements.

Le genou est plat

Le cas le plus évident est celui d'un individu qui ne peut plus marcher à la suite d'un accident: il a sans doute une fracture qui demande un traitement en clinique. Mis à part ce cas extrême, les questions qu'il convient de poser sont les suivantes.

La douleur vient-elle du genou?

Il faut savoir que de nombreuses douleurs du genou viennent en réalité de la hanche. On s'en aperçoit parce que tous les mouvements du genou ne font pas mal, alors que remuer la hanche est douloureux. Si cela vient vraiment du genou:

Y a-t-il un blocage?

Si, en pliant le genou, on a la sensation d'un cran d'arrêt, c'est un ménisque qui est en cause.

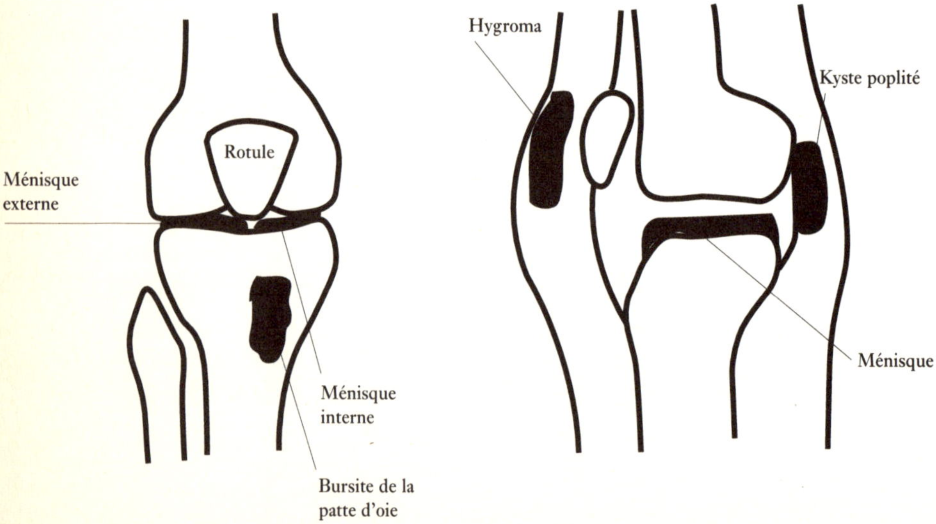

Y a-t-il dislocation?

En général, à la suite d'un accident, la jambe se dérobe et forme un angle avec la cuisse. C'est grave: le pivot central du genou est touché, c'est-à-dire que les ligaments croisés sont rompus. Pour s'en assurer, on allonge le blessé sur le dos, jambe à demi fléchie. On prend le haut de la jambe à deux mains et on pousse énergiquement. Normalement, la jambe ne bouge pas. Si elle s'enfonce, il y a rupture de ces ligaments, et l'opération s'impose dans la plupart des cas. Cette manœuvre s'appelle le «signe du tiroir».

La douleur se manifeste en des points précis, dont voici quelques exemples, de face et de profil.

C'est une tendinite très fréquente après l'effort. Elle peut toucher les différents tendons.

Le genou est déformé, en ce sens que l'axe de la jambe est dévié. On note un déplacement d'une des deux moitiés de l'articulation. La fréquence augmente avec l'âge, d'autant plus si l'arthrose s'en mêle, faisant apparaître des excroissances osseuses. Une bonne manipulation peut remettre tout cela en place. Dans le pire des cas, on opérera.

Traitement

La conduite à observer et le traitement varient considérablement selon la cause et les symptômes.

Si le genou renferme du liquide, il faut ponctionner celui-ci et l'analyser; c'est le rôle du médecin, qui déterminera ensuite le traitement.

Lorsqu'il y a blocage, c'est-à-dire quand les ménisques sont en cause, on recourt à la chirurgie. Les opérations sont considérablement simplifiées depuis qu'on les fait sous arthroscopie, c'est-à-dire à l'aide d'un petit instrument que l'on introduit dans le genou. C'est tellement simple que l'on a tendance à en abuser. En effet, pour un décollement partiel du ménisque (périméniscite), il y a souvent déviation de la jambe vers l'extérieur, et un coup sec vers l'intérieur sur la jambe à demi fléchie suffit à rétablir la situation.

Une désaxation avec ou sans arthrose (gonarthrose) requiert la même manœuvre. Mais si le déplacement est trop avancé, la chirurgie est de mise pour redresser l'axe, ou même changer carrément l'articulation (prothèse totale du genou).

Dans tous les cas, il sera bénéfique de:

- Stimuler un point d'acupuncture situé sur la cuisse, à trois doigts au-dessus de l'angle extérieur de la rotule.
- Prendre des granules homéopathiques d'Apis si le genou est gonflé, associés à une dose de Thuya à 9 CH s'il s'agit du genou droit, ou d'Helianthus à 9 CH s'il s'agit du genou gauche.

La médecine classique propose quant à elle une infiltration de cortisone, par exemple Altim ou Dilar, s'il y a du liquide dans le genou, et l'application de pommades anti-inflammatoires, comme Nifluril ou Profenid, sur un genou «sec» (Apo-Keto, Novo-Keto-EC, en comprimés).

Enfin, principalement à titre préventif, on peut envisager un traitement général de l'arthrose avec des produits comme le Piasclédine ou Art 50 (Voltaren), ou encore avec un mélange de sève de bouleau et de bourgeons de Binus, Betula et Ribes en gouttes homéopathiques. Des suppositoires à base de Cartilago sont aussi un adjuvant utile. Pour une maladie d'aussi longue durée que l'arthrose, ces méthodes naturelles sont à privilégier.

Gorge

J'ai mal à la gorge. Pourquoi?

Dès les premiers froids, j'«attrape» un mal de gorge. Il s'agit peut-être d'une angine, c'est-à-dire une inflammation de l'isthme du gosier et du pharynx. C'est possible, mais ce n'est pas toujours le cas. Pour le savoir, il faut procéder à un examen minutieux.

D'ABORD, REGARDER LA GORGE

Il conviendra d'examiner les différents éléments anatomiques: le voile du palais avec la luette, les amygdales flanquées des piliers, et, en arrière du voile, le cavum qui appartient au pharynx. Au premier coup d'œil, on voit que:

Tout est rouge. On est en présence d'angine rouge ordinaire, dite érythémateuse. Elle est accompagnée d'une fièvre plus ou moins élevée, et souvent d'un rhume. Elle est due dans 90 p. 100 des cas à un virus, sinon à un microbe plus dangereux: le streptocoque.

C'est rouge et parsemé de gros points blancs. On parle alors d'angine pultacée, qui ressemble à l'angine rouge à ceci près que le streptocoque y est plus présent. D'ailleurs, la fièvre est élevée, 39 °C ou 40 °C, et le cou est plein de ganglions douloureux. Il faut être vigilant, car ces angines sont la porte d'entrée de maladies graves: rhumatismes, méningites, etc.

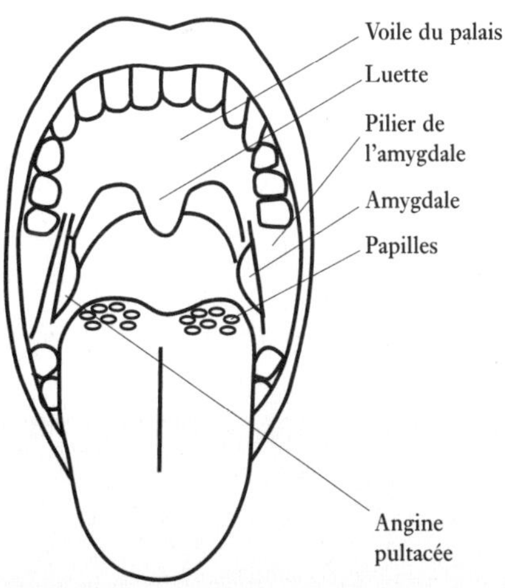

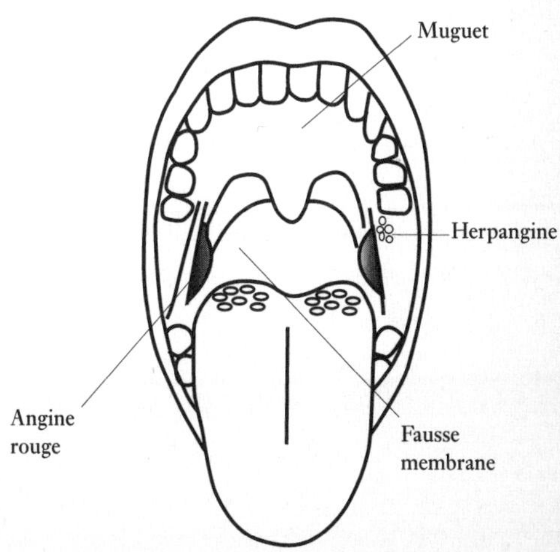

C'est rosé et couvert de petites bulles, surtout sur les piliers des amygdales et sur le voile du palais. C'est une herpangine, ou angine bulleuse, due à un virus (en réalité, c'est plutôt une pharyngite). L'affection est sans gravité, mais elle occasionne des douleurs importantes.

De petites taches blanches apparaissent un peu partout, sur le voile du palais, la luette et même la langue et les joues. C'est du muguet, dû à un champignon. Cette maladie fréquente chez le petit enfant était rare chez l'adulte, mais elle refait aujourd'hui surface avec le sida.

Des membranes flottent au fond de la gorge. Jadis, il s'agissait de la terrible diphtérie qui a tué tant de jeunes enfants, une maladie rarissime aujourd'hui. Par contre, on observe le même phénomène dans une maladie virale, la mononucléose infectieuse, marquée par de la fièvre, de gros ganglions au cou et une fatigue intense. Parfois, les membranes recouvrent de vrais ulcères dans le fond de la bouche, ce qui révèle une maladie grave, l'angine de Vincent; elle survient chez les personnes en mauvaise condition générale et dont l'hygiène de la bouche est déficiente. Elle est marquée par une haleine fétide.

Cela saigne. C'est sérieux, car les saignements peuvent annoncer une maladie grave: tuberculose, syphilis, et, surtout, maladies du sang telles les leucémies.

On a mal d'un seul côté, la douleur est intense, on a une forte fièvre et on peut difficilement ouvrir la bouche. La gorge est déformée d'un côté. C'est un phlegmon de l'amygdale, qui nécessite une incision d'urgence.

Et si l'on ne voit rien du tout?

Parfois, on s'affole pour rien. On a cru remarquer une anomalie au fond de la gorge, et ce ne sont que les grosses papilles de la langue; ou encore, sur l'avant du cou, un corps thyroïde un peu volumineux.

Mais dans bien des cas, on ressent vraiment une douleur ou on éprouve une gêne, alors que tout paraît normal. Dans ce cas, trois causes sont à explorer plus particulièrement:

- l'arête de poisson ou tout autre objet pointu qui s'est planté dans la gorge et qu'il faut découvrir.
- une sensation de boule dans la gorge, celle-là même que l'on ressent quand on a une émotion et qui est un des signes de l'angoisse. Elle est largement liée à la tétanie, cette maladie aussi fréquente que déguisée due à une carence en calcium et en magnésium.
- une douleur qui part de la colonne vertébrale et qui se propage vers la gorge et l'angle de la mâchoire. Dans ce cas, une vertèbre cervicale est douloureuse à la pression, et une manipulation remet les choses en place.

ET SI LE MAL DE GORGE NE PASSE PAS?

Jusque-là, toutes les maladies ou les malaises que nous avons vus évoluaient sur le mode aigu. Mais on peut souffrir aussi pendant des mois, voire des années. Il s'agit alors d'un mal de gorge ou, plus exactement, d'une pharyngite chronique. Là encore, deux possibilités peuvent se présenter.

ON VOIT QUELQUE CHOSE DANS LA GORGE

- Le fond de la gorge apparaît gonflé, granuleux, on aperçoit des veines saillantes et violacées. C'est une pharyngite hypertrophique, généralement liée au tabac, mais aussi aux irritants industriels et parfois atmosphériques dus à la pollution des villes.
- À l'opposé, le fond de la gorge apparaît lisse, comme vernis, avec des croûtes chez une personne âgée. C'est une pharyngite atrophique.

ON NE VOIT RIEN. L'IRRITATION VIENT D'AILLEURS.

- Soit «du haut», d'une sinusite (voir Sinusite) dont le pus constamment avalé irrite les muqueuses.
- Soit «du bas», quand il y a une hernie hiatale (voir p. 57) ou un reflux de l'estomac et que l'acidité de celui-ci remonte dans la gorge.

Traitement

Les différentes médecines offrent chacune des solutions pour les angines aiguës.

L'acupuncture identifie un point situé sur le dos des deux pouces, dans l'angle supérieur de l'ongle qui regarde l'index. Son massage énergique diminue la douleur et joue un véritable rôle diagnostique: si la douleur ne revient pas, l'angine était virale. Si elle revient, un microbe en est responsable.

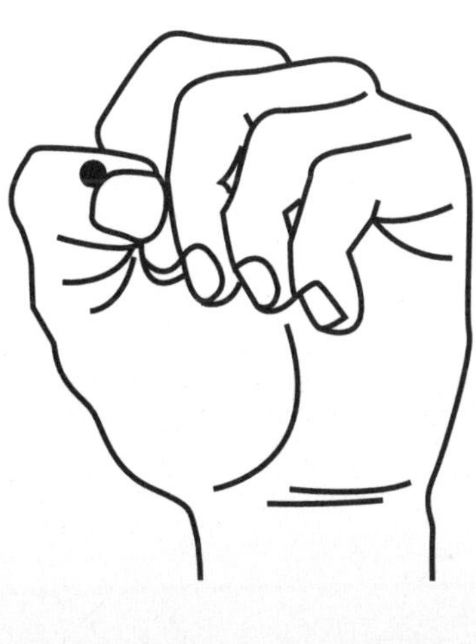

L'homéopathie suggère l'absorption, toutes les heures, de granules de Belladona, Mercurius et Phytolacca à 4 CH. On y ajoute, en cas d'angines récidivantes, des doses à 9 CH de Luesinum et de Streptococcinum en alternance, une fois par semaine. Pour traiter la «boule à la gorge», les extraits de parathyroïdes en suppositoires associés à l'Ignatia font merveille.

La médecine classique propose presque systématiquement les antibiotiques, bien que leur effet soit nul sur les angines virales. On les prend par voie locale sous forme de tablettes d'Oracilline (Pen-Vee) ou d'Oropivalone (Laryngets) à sucer régulièrement. Par voie générale, les antibiotiques les plus utilisés à l'heure actuelle sont l'Augmentin (Clavulin) et le Rulid. On y associe souvent des anti-inflammatoires pour supprimer la douleur: aspirine, Nifluril, etc. Bien entendu, les formes très graves nécessitent une association d'antibiotiques.

Les variétés spéciales d'angine appellent un traitement particulier: on prescrit par exemple, pour traiter les mycoses, le Fungizone (même) en gargarisme ou par voie orale. Le phlegmon de l'amygdale exige, nous l'avons vu, une incision rapide. Par contre, on n'enlève plus guère les amygdales, comme on le faisait jadis, car ce sont des «défenseurs» de l'organisme.

En ce qui a trait aux formes chroniques, les traitements de fond s'imposent. Localement, de nombreux gargarismes sont proposés, tels l'Hextril (Steri/sol) ou le Synthol, en médecine classique, ou, en médecine naturelle, des tisanes de sauge, thym, serpolet et miel. Par voie générale, on suggère des antihistaminiques comme Teldane (Seldane) ou Tinset. Les stimulants de l'immunité, par exemple Imurel (Imuran) ou Biostim, ainsi que les cures thermales à Allevard, Luchon ou Cauterets sont aussi très bénéfiques. Il faut par ailleurs soigner l'hygiène de la bouche et arrêter si possible de fumer.

Quant à enrayer la pollution dans les villes… c'est une autre histoire!

Gynécologie

J'ai des ennuis gynécologiques. Que puis-je faire?

Dans l'extrême complexité de la vie gynécologique de la femme, quatre plaintes dominent (si l'on exclut ce qui concerne le sein et la grossesse): l'absence de règles, les règles douloureuses, les hémorragies et les pertes. Voyons en quoi consiste chacun de ces troubles.

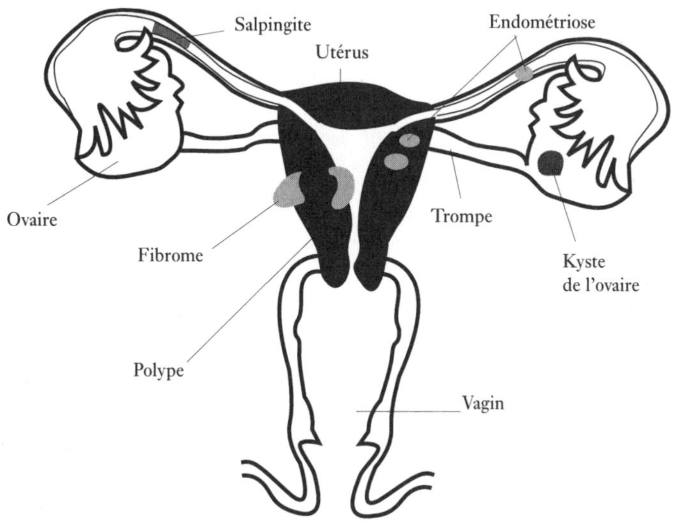

JE N'AI PAS DE RÈGLES

On appelle ce phénomène aménorrhée. Elle est soit primaire, c'est-à-dire que les règles ne sont jamais apparues, ou secondaire, elles ont disparu après des périodes plus ou moins normales.

Aménorrhée primaire. Deux raisons peuvent expliquer qu'une jeune fille de 18 ou 20 ans n'ait pas de règles. Une malformation des organes génitaux, vagin ou utérus, peut en être responsable, mais c'est le cas le plus rare. Le plus souvent, il s'agit d'un simple retard de la puberté qui se corrige de lui-même, les règles survenant un peu plus tard que chez les autres.

Aménorrhée secondaire. À part la grossesse, une éventualité à laquelle il faut toujours penser, on compte quatre causes principales:

Localement, une infection récente ou ancienne de l'utérus qui a laissé des cicatrices, ce qui a «bouché» la cavité de la matrice.

Une maladie grave ayant nécessité un traitement lourd (chimiothérapie, par exemple).

Un désordre dans l'«architecture» compliquée du cycle féminin, soit:

- au niveau de l'ovaire, en raison d'une tumeur ou d'un dysfonctionnement (syndrome de Stein-Leventhal);
- au niveau de l'hypophyse, et il peut s'agir d'une tumeur ou d'un épuisement consécutif à un accouchement pénible;
- dans le cas d'une ménopause précoce.

Les glandes surrénales peuvent également intervenir par excès de fonctionnement; en plus d'entraîner une aménorrhée, elles font pousser des poils sur tout le corps.

Il existe enfin des causes psychologiques: la peur de la grossesse ou, cas plus extrême, l'anorexie mentale, maladie qui frappe les jeunes filles qui «refusent» de s'alimenter.

L'aménorrhée précède alors la perte de poids.

Enfin, la prise de la pilule, une fois interrompue, peut être suivie d'une période plus ou moins longue d'aménorrhée.

Mes règles sont douloureuses

Environ 50 p. 100 des femmes se plaignent de règles plus ou moins douloureuses. Les causes de ces douleurs varient en fonction de l'âge.

Chez la jeune fille, dès le quatrième ou le cinquième cycle, les douleurs apparaissent sous la forme de coliques, dans le bas du ventre, qui se diffusent dans les reins et les cuisses. Elles surviennent le premier jour des règles, voire la veille, et ne durent guère plus d'un jour. Il s'y ajoute des vertiges, des maux de tête, de la diarrhée et des vomissements. Les douleurs sont attribuables à un excès de production, dans l'utérus, de prostaglandine, substance qui fait contracter l'organe.

Chez la femme, surtout après 30 ans, la douleur se présente différemment. Elle survient le deuxième jour des règles et s'accompagne d'une sensation de poids dans le ventre. Elle peut être liée à une malformation de l'utérus, à des séquelles d'opération ou à l'implantation d'un stérilet. Ces cas mis à part, quatre causes principales peuvent expliquer les règles douloureuses:

- Les maladies de l'ovaire. Certains ovaires fonctionnent mal, en raison d'un manque de lutéine, ou sont franchement anormaux, parsemés de kystes.
- Les infections, surtout celles des trompes (salpingites, hydrosalpinx et pyosalpinx) avec fièvre et douleurs d'un côté du ventre.

- L'endométriose, fréquente et curieuse maladie: une partie de la muqueuse de l'utérus «migre» vers d'autres organes, principalement dans le muscle de la matrice ou les tissus avoisinants.
- Enfin, le déplacement des os du bassin, suivi d'une contracture des muscles de l'intérieur du ventre (psoas, pyramidal) et d'une torsion des ligaments qui soutiennent la matrice, entraîne des douleurs qui surviennent dans certaines positions du corps.

J'AI DES HÉMORRAGIES

Il faut distinguer les règles trop abondantes (ménorragies) des hémorragies qui surviennent en dehors des règles (métrorragies). Les premières sont en principe fonctionnelles, les secondes organiques.

Quel que soit l'âge, on doit d'abord considérer l'éventualité d'une fausse couche; même en l'absence d'un retard franc des règles, la grossesse, et donc l'avortement spontané, demeure possible. Cette possibilité écartée, l'origine de l'hémorragie dépend de l'âge.

Chez la jeune fille, les hémorragies sont presque toujours fonctionnelles. Elles peuvent être suffisamment importantes ou durables pour engendrer une anémie grave. En outre, on note parfois un saignement au milieu du cycle. Celui-ci fait partie du syndrome prémenstruel associé à une prise de poids, à un gonflement des seins et à une «déprime» avant les règles. Tous ces symptômes découlent d'une déficience en l'une des deux hormones de l'ovaire: lutéine ou progestérone.

Chez la femme adulte, ce sont surtout les accidents de la grossesse qui sont en cause. En premier lieu, la grossesse extra-utérine, où l'embryon se «coince» dans une trompe qui finit par se perforer dans le ventre. Il faut alors intervenir au plus vite. Un autre accident, appelé grossesse môlaire ou môle, consiste en une grossesse qui «tourne court», l'embryon dégénérant dans l'utérus. Il faut être vigilant, car elle peut se cancériser (chorio-épithéliome).

À l'âge de la ménopause, les hémorragies sont surtout dues à un fibrome, genre de hernie du muscle de la matrice. Il peut se former à l'extérieur, dans le ventre, ou à l'intérieur de l'organe lui-même. On parle alors d'un polype, et les saignements sont plus importants.

Après la ménopause, enfin, les hémorragies révèlent souvent la présence d'un cancer du corps ou du col de l'utérus (qui peut survenir plus jeune). Si une femme «revoit» ses règles des années après la ménopause, c'est à redouter.

J'AI DES PERTES

On les appelle couramment pertes blanches ou leucorrhée. Il s'agit de tout écoulement du vagin qui n'est pas du sang pur. Ainsi, les pertes «blanches» peuvent être de différentes couleurs:

Lorsqu'elles sont transparentes ou très légèrement colorées, elles sont normales, tout au plus liées à un petit excès d'hormones.

Lorsqu'elles sont franchement blanches ressemblant à du lait caillé, elles sont dues à un champignon (mycose) ou une levure, surtout le Candida.

Lorsqu'elles sont jaune verdâtre comme de l'eau savonneuse, elles signalent la présence d'un petit parasite: le Trichomonas.

Lorsqu'elles sont très liquides, grises ou vertes, il s'agit d'une infection vénérienne (gonocoque, chlamydia) ou intestinale (certaines variétés de colibacille).

Lorsqu'elles sont brunâtres, striées de sang, surtout après la ménopause, elles sont le signe d'une vaginite atrophique: la muqueuse, qui n'est plus «nourrie» par les hormones, saigne au moindre contact. Bien entendu, il faut alors procéder à un examen microscopique qui identifiera le «coupable» et permettra d'ajuster le «tir» thérapeutique.

Traitement

Les traitements sont aussi variés que les causes sont nombreuses. Pour traiter l'absence de règles, lorsque l'ovaire en est responsable, la médecine classique recommande le clomifène, par exemple Clomid (même), associé aux injections de gonadotrophines: Humegon (même), Néo-Pergonal (Pergonal). Si la carence est hypophysaire, dans le cas de certaines tumeurs, on peut utiliser le Parlodel (même). Il est également possible de stimuler l'ovaire par voie homéopathique avec des granules de Folliculinum à 5 CH.

La médecine classique offre quatre types de médicaments pour calmer les douleurs:

- Les produits qui lèvent le spasme: Buscopan (même), Spasfon, Viscéralgine.
- Les antidouleur: Doliprane, Efferalgan (Atasol, Tylenol).
- Les hormones, en particulier la pilule, qui mettent l'ovaire au repos. Il vaut mieux utiliser les minipilules comme Phaeva et Cilest (Demulen, Loestrin), mais les problèmes peuvent réapparaître à l'interruption du traitement.
- Et surtout, les anti-inflammatoires: Ponstyl (Ponstan), Naprosyn (même), Brufen (Actiprofen, Advil, Medipren), Antadys (Ansaid), etc., qui, lorsqu'ils sont pris pendant une courte période, sont exempts de leurs inconvénients habituels pour l'estomac.

Un point d'acupuncture calme efficacement les douleurs. Il est situé à trois doigts au-dessous du genou, sur le côté intérieur de la jambe, dans l'angle du tibia.

Il en va de même pour les médicaments homéopathiques en granules à 4 CH:

Viburnum op. et Magnesia phos.

Les hémorragies fonctionnelles bénéficieront de la progestérone: Lutényl, Duphaston, ou, par voie homéopathique, de Luteinum à 5 CH.

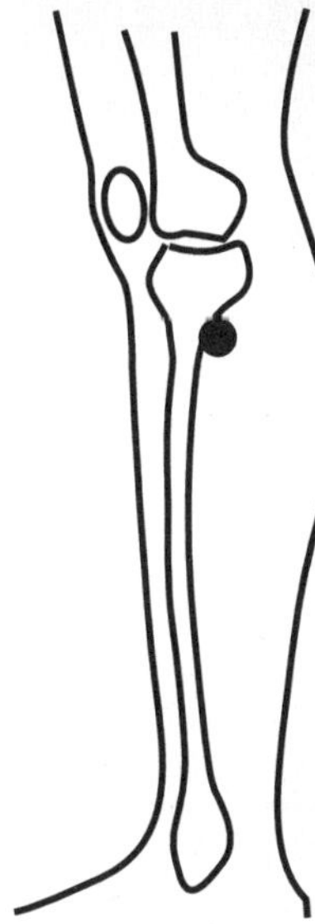

La grossesse extra-utérine s'opère maintenant sous cœlioscopie ou par injection locale de méthotrexate, ce qui permet souvent de conserver la trompe. La môle demande un curetage. Le fibrome réagit très bien à certains suppositoires homéopathiques, Muscle utérin à 9 CH, Thuya et Aurum à 5 CH chacun, et, en médecine classique, à des produits comme Decapeptyl ou Enantone.

Dans le cas des cancers ou des fibromes compliqués, l'opération est de mise.

Les pertes ne nécessitent qu'un traitement local avec des ovules: Daktarin (Micatin, Monistat), Myk 1 % (Nizoral) ou Fazol pour les mycoses; Flagyl (même) ou Gynoplix pour le trichomonas; antibiotiques tels Trobicin (même) ou Tibéral pour les infections.

La carence en œstrogène est traitée par les hormones, en particulier sous la forme d'ovules de Folliculinum à 5 CH.

Hanche

J'ai mal à la hanche. Pourquoi?

La hanche est, bien sûr, la partie du corps qui renferme l'articulation du même nom. Aussi, une douleur dans cette région nous fait-elle accuser à tous les coups cette articulation. Mais, nous le verrons bientôt, ce n'est pas toujours justifié. En présence d'une douleur de hanche, il faut se poser trois questions: cela vient-il réellement de l'articulation? Si c'est bien le cas, que s'y passe-t-il? Enfin, quel traitement convient-il de choisir?

CELA VIENT-IL DE L'ARTICULATION?

Comment le savoir? Lorsque l'articulation est en cause, on boite. Les mouvements de la cuisse sont à la fois limités et douloureux. Dans tous les sens — en avant, en arrière, sur les côtés — ça «coince», et la douleur descend jusqu'au genou.

Un test en apporte la confirmation: le sujet étant debout, on lui fait croiser les pieds l'un derrière l'autre; on lui demande ensuite de se baisser vers le sol en pliant les genoux. On répète l'opération en changeant l'ordre des pieds dans le croisement. Si un côté s'abaisse plus difficilement que l'autre, c'est que l'articulation de la hanche est atteinte de ce côté. Ce test nous permet de déterminer si l'articulation est responsable ou non de la douleur.

L'ARTICULATION N'EST PAS EN CAUSE

Si l'articulation n'est pas la cause de la douleur, l'origine de celle-ci se trouve ailleurs:

En arrière de la colonne vertébrale; c'est le nerf sciatique qui est touché.

En avant de la colonne, d'autres nerfs (le crural, par exemple), ou encore des organes du ventre, peuvent être atteints. Ainsi, la douleur déclenchée par une appendicite, une colique néphrétique ou une maladie gynécologique irradie souvent dans la hanche et la cuisse.

Sur le côté, la douleur est provoquée par un déplacement du bassin, d'où la nécessité d'en vérifier la position. Pour ce faire, on opère de la manière suivante: on se place derrière la personne debout, et on pose les deux index sur le haut de ses hanches, sur ce que l'on appelle les crêtes iliaques. Si les index ne se trouvent pas à la même hauteur, c'est que le bassin est déplacé de ce côté.

L'ARTICULATION EST RESPONSABLE DE LA DOULEUR

La situation diffère selon qu'il s'agit d'un enfant ou d'un adulte.

Chez l'enfant. Depuis que les enfants sont suivis dès la naissance pour éviter les déformations héréditaires, il ne reste plus que deux causes importantes:

Le «rhume de hanche». L'enfant se met subitement à boiter, mais il ne fait pas de fièvre et son état général est bon. Ce «rhume», simple inflammation, guérit très vite, aidé par un peu d'aspirine.

La destruction de la tête du fémur, une maladie sérieuse dont l'origine est diverse. Comment faire la différence entre cette maladie et le simple «rhume de hanche»? Retenons que si l'enfant boite plus de 15 jours il faut consulter un médecin.

Chez l'adulte. On note, là encore, deux types de causes: inflammatoire et mécanique. Comment faire la différence entre les deux? C'est assez facile.

Lorsque la cause est inflammatoire, les douleurs surviennent la nuit. Il s'agit d'un rhumatisme auquel sont associés de la fièvre et des ganglions de l'aine.

Lorsque la cause est mécanique, la douleur survient plutôt le jour; elle s'aggrave lorsque la personne marche, et disparaît avec le repos au lit. Il s'agit, dans l'immense majorité des cas, d'une coxarthrose, une forme de rhumatisme caractérisée par une destruction progressive de la tête du fémur. Les causes en sont multiples, la principale étant une mauvaise position de cet os depuis la naissance. Quoi qu'il en soit, cette tête, en s'usant progressivement, frotte de plus en plus contre l'os du bassin, ce qui entraîne douleur et impotence fonctionnelle. Le problème de la coxarthrose domine toutes les maladies de la hanche.

Traitement

Nous ne retiendrons ici que le traitement de la coxarthrose, les autres affections (douleurs de voisinage, rhumatismes, etc.) relevant d'un traitement spécifique qui sort de la question.

La thérapeutique radicale de la coxarthrose est une opération appelée «prothèse totale de la hanche», qui consiste à remplacer toute l'articulation par des «os artificiels». Cela reste une opération lourde et, malgré un taux de succès élevé, les chirurgiens ont tendance à en retarder le plus possible la réalisation.

Que faire en attendant? Un certain nombre de techniques réduisent la douleur et retardent le blocage.

Les pouvoirs de l'ostéopathie paraissent ici très limités.

Par contre, l'acupuncture offre un point intéressant, qui est situé derrière la hanche. Pour en trouver l'emplacement exact, on s'allonge sur le côté non douloureux et on place le pouce sur la crête iliaque du côté malade. On rabat la main sur la hanche. Le petit doigt indique l'emplacement du point qu'il faut ensuite masser profondément.

En homéopathie, il existe un très bon produit, Causticum, à prendre en dose à 9 CH deux ou trois fois par semaine. La phytothérapie propose l'Harpagophytum, à absorber à raison de trois ou quatre gélules par jour.

Quant à la médecine classique, le traitement préopératoire se résume au repos et aux anti-inflammatoires (attention à l'estomac!).

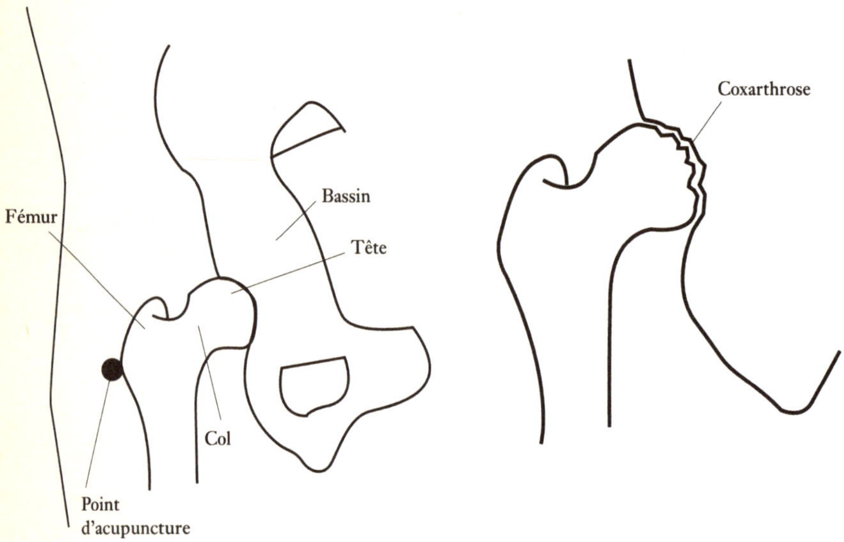

Insomnie

Je dors mal. Que faire?

Rares sont les consultations médicales, quel qu'en soit le motif, qui ne se terminent par: «Et puis, docteur, donnez-moi quelque chose pour dormir.» Près des trois quarts de nos concitoyens se droguent pour trouver le sommeil tellement la vie actuelle en perturbe la fonction biologique. Or, le sommeil occupe le tiers de notre vie; plus exactement, c'est une seconde vie dans notre existence. D'où la perturbation qu'engendre une insomnie. Mais d'abord, est-ce vraiment une insomnie?

Ce n'est pas une insomnie

Il s'agit tout simplement d'un sommeil «court». Certaines personnes dorment peu de naissance, et ne s'en portent pas plus mal.

Ce peut être également un sommeil qui «raccourcit» avec l'âge, de plus d'une heure après 70 ans, et qui est interrompu par des éveils multiples.

En vérité, le critère d'une insomnie est, paradoxalement, la somnolence dans la journée, accompagnée notamment de fatigue et d'énervement. Dans ce cas, quelles en sont les causes?

Il y a une raison évidente

La fièvre et la douleur, quelles qu'en soient les origines.

L'excès de fatigue musculaire ou intellectuelle.

L'abus de café, de thé, d'alcool (variable selon les individus).

Le décalage horaire après un long voyage en avion, qui demande parfois des jours de réadaptation.

Les maladies respiratoires, tel l'asthme qui réveille vers trois heures du matin.

Les maladies urinaires comme, chez l'homme, «la prostate» qui oblige la «victime» à se lever quatre ou cinq fois par nuit.

Enfin, de très nombreux médicaments comme la théophylline, la cortisone, l'Avlocardyl (Indéral, Apo-Propranolol), le Survector, etc.

Il y a des raisons moins évidentes

Nous citerons les deux principales:

Les «impatiences» ou «jambes sans repos» marquées par une agitation constante des membres inférieurs qui ne cesse que lorsque le sujet sort du lit et qui, de ce fait, empêchent le sommeil.

Les ronflements. Le ronfleur gêne surtout son conjoint, mais parfois, les ronflements sont si importants qu'ils réveillent le ronfleur lui-même. Dans certains cas extrêmes, ils provoquent un étouffement, et même un arrêt cardiaque. On appelle ces situations extrêmes le syndrome de Pickwick.

La cause majeure de l'insomnie demeure toutefois le stress.

L'angoisse, le stress

C'est devenu le pain quotidien de l'homme et de la femme modernes. Tout un ensemble de facteurs s'associent pour provoquer le stress: l'inquiétude professionnelle, le surmenage, les nouvelles déprimantes, la fatigue du transport… et le sommeil paye l'addition. On distingue deux types d'insomnies: celle du début de la nuit, où l'on n'arrive pas à s'endormir; et celle du milieu de la nuit, où l'on se réveille vers deux ou trois heures du matin pour «compter les moutons» jusqu'au moment où il nous faut nous lever, épuisé.

Il sera utile d'établir un genre d'agenda du sommeil où l'on notera soigneusement, pendant 15 jours, les heures du coucher et du réveil, ainsi que les périodes d'insomnie et de somnolence. Cet agenda permettra d'ajuster style de vie et traitement au cas de chacun.

Enfin, l'étude des rêves et des cauchemars permet une analyse des craintes, des désespoirs, des hantises et des désirs.

Traitement

Voyons les solutions que présentent les différentes médecines.

La médecine classique offre diverses classes de somnifères. Les plus anciens, bromures et gardénal, sont pratiquement abandonnés de nos jours. Actuellement, on en distingue deux classes:

- Les somnifères de longue durée, qui «couvrent» toute la durée du sommeil. Ils appartiennent à la catégorie des benzodiazépines. On évitera les plus agressifs en faveur des plus légers, tels Séresta (Serax), Normison (Restoril) ou Lexomil (Lectopam).
- Les somnifères d'action rapide qui ont un effet de «démarreur» sur le sommeil, comme l'Imovane (même) et le Stilnox.

Signalons enfin un médicament paradoxal, car il «réveille» dans la journée, assurant de ce fait un meilleur sommeil: l'Olmifon.

Mais avant de recourir aux produits chimiques, il vaut toujours mieux essayer d'abord les méthodes naturelles.

On appliquera en premier lieu quelques règles de bon sens, telles que: se coucher à heure régulière, en évitant le bruit (signalons le rôle favorable de l'obturation des oreilles); faire précéder le coucher d'un bain frais ou tiède apaisant; éviter de consommer tout excitant plusieurs heures avant la nuit, mais absorber des boissons calmantes, par exemple une tisane de tilleul et de marjolaine.

Une méthode intéressante pour contrer les insomnies tenaces consiste à «rééduquer» son sommeil de la manière suivante. Puisque l'heure du lever est fixe, on s'efforcera de se «tenir éveillé» le plus longtemps possible le soir, jusqu'à «tomber de sommeil». Petit à petit, l'endormissement se régularisera.

Trois moyens naturels apportent leur secours aux insomniaques:

La relaxation, d'abord, qui leur apprend à se décontracter. La méthode de Schultze est la plus utilisée. Une fois allongé, les yeux fermés, on relâche les diverses parties du corps en y concentrant son esprit, et on finit en calmant sa respiration et les battements cardiaques. Le yoga donne des résultats similaires.

L'acupuncture indique deux points situés sur les pieds: le premier au bout du deuxième orteil, dans l'angle extérieur de l'ongle; le second à la base du gros orteil. Les masser lentement le soir peut apporter le sommeil.

En homéopathie, de nombreux médicaments exercent une action favorable sur le sommeil, par exemple, en solution, un mélange de Passiflora, Escholtzia, Valeriana et Origanum en teintures mères, à prendre à raison de 50 gouttes le soir, en association avec les tisanes. Puis, en granules à 4 CH, Coffea et Cypripedium, à absorber trois fois par jour. On peut y ajouter des suppositoires de Bulbinum à 5 CH.

Deux cas particuliers requièrent un traitement plus spécifique: les «impatiences», qui sont traitées par des doses de Zincum à 9 CH, et les ronflements qui, si un traitement du nez ne suffit pas, peuvent bénéficier d'une opération de «modelage» du palais, l'uvulo-pharyngo-plastie.

On gagne à essayer d'abord les traitements plus naturels, car, bien souvent, ils parviennent à régulariser le sommeil sans que les substances chimiques soient nécessaires.

Jambes lourdes

J'ai les jambes lourdes! Que faire?

«Docteur, j'ai les jambes lourdes!» Il n'est pratiquement pas de jour où un médecin n'entende cette plainte, généralement de la part d'une jeune femme dont le métier requiert de travailler debout, par exemple comme vendeuse, institutrice ou infirmière, ou au contraire de rester très longtemps assise, comme dans la plupart des emplois de bureau. C'est au cours de la journée que les choses s'aggravent. La nuit supprime la sensation désagréable mais, au fil des heures de travail, elle reparaît de plus belle pour devenir presque intolérable le soir. La lourdeur s'accompagne souvent d'une impression de fourmillement, d'engourdissement et, surtout, de gonflement du mollet; de fait, on observe parfois un léger gonflement des chevilles.

La gêne s'aggrave:

À la chaleur, en été ou dans une pièce trop chauffée, surtout par le sol. Après la prise de la pilule ou un gain de poids.

Par ailleurs, la mère et la grand-mère de la patiente présentaient les mêmes symptômes.

Il est en général question ici d'une insuffisance veineuse qui s'installe et qui en est encore au premier stade. Toutefois, il y a des causes d'erreur.

Causes d'erreur

Pour ne pas se tromper, il faut prêter attention aux signes associés:

Si cela fait mal, il doit y avoir autre chose. En effet, la jambe lourde est désagréable, mais pas vraiment douloureuse.

S'il y a une douleur dans la fesse ou à la racine de la cuisse, il peut s'agir d'une sciatique (voir p. 132) ou d'une cruralgie. À l'opposé, si la souffrance survient au cours de la marche, obligeant le sujet à s'arrêter (il s'agit alors surtout d'un homme), il faut envisager une artérite, c'est-à-dire une maladie où les artères de la jambe se bouchent.

De même, des jambes très enflées, caractérisées par un gonflement qui efface tous les reliefs et qui fait que la jambe ressemble à un poteau, peuvent signaler une maladie du cœur ou des reins.

Enfin, si une seule jambe enfle, il faut craindre une phlébite et en rechercher les causes: accouchement, opération récente, etc.

Comment évoluent les jambes lourdes?

Tous ces cas éliminés, il s'agit donc d'une insuffisance veineuse qui débute. Si l'on n'intervient pas énergiquement, la maladie évoluera immanquablement vers les stades suivants, qui sont marqués par l'apparition de varices et leurs complications typiques. À ce premier degré, les varices ne sont pas encore visibles, si ce n'est parfois sous la forme de petites varicosités violettes minces comme des cheveux sur les cuisses ou les jambes. Il faut savoir dépister ces varices avant même qu'elles ne se révèlent (voir p. 152).

Le dernier élément à préciser est de savoir si le système lymphatique est touché. En effet, il n'y a pas que le sang qui remonte vers le cœur par les veines; la lymphe qui baigne nos tissus en fait autant, et sa stagnation est de mauvais augure. Pour savoir ce qu'il en est, il suffit de pincer la peau du deuxième orteil. Si elle est souple, tout va bien. Si elle résiste en formant un genre de petit capiton, la lymphe ne circule plus.

Traitement

Le traitement vise un double but. D'abord, bien sûr, soulager les jambes; ensuite, s'efforcer d'éviter l'évolution vers les varices et leurs complications. La première chose à faire est d'essayer de modifier ses conditions de vie, ce qui n'est jamais facile. On peut tout au moins écarter le plus possible les jambes des sources de chaleur, s'asseoir ou dormir les jambes soulevées, et les doucher à l'eau froide. Les femmes qui prennent la pilule auront intérêt à privilégier les pilules mini ou micro dosées.

En matière de traitement proprement dit, on trouve différentes solutions.

L'acupuncture identifie un point situé sur le dos du pied, dans le fond de l'espace qui sépare le gros orteil de son voisin. Massé matin et soir, il soulage la douleur et réduit le gonflement.

La médecine classique propose les substances dites phlébotoniques. On en dénombre plus de 70 variétés; il est donc impossible de les énumérer toutes. Nous citerons seulement, parmi les plus connues: Daflon, Diosmil, Cyclo 3, Ercévit, Ginkor et Relvène, offertes en ampoules, en gouttes ou en comprimés. Presque toutes contiennent des extraits de plantes: marron d'Inde, hamamélis, etc.

L'homéopathie offre les gouttes d'Hamamelis composées ou le Veino-Drainol. On y ajoute, en granules à 4 ou 5 CH, des médicaments extraits de venins d'animaux, par exemple Vipera ou Apis. On y associe en outre, en doses à 9 CH, des métaux antispasmodiques comme Cuprum ou Zincum.

Lombalgie

J'ai mal «aux reins» ou «au dos». Que m'arrive-t-il?

J'ai voulu faire un peu d'aménagement chez moi. En soulevant un meuble trop lourd, j'ai entendu un craquement dans le bas du dos et je suis resté plié en deux. J'ai un «tour de reins», autrement dit un lumbago aigu, une lésion qui touche la colonne vertébrale.

Pour bien saisir le mécanisme à l'œuvre dans un accident de ce type, il faut considérer l'anatomie de la région lombaire. La colonne «lombaire» est constituée de cinq vertèbres empilées les unes sur les autres et séparées par des canaux, les «trous de conjugaison», par où passent les nerfs. Ces vertèbres sont reliées les unes aux autres par trois «points d'ancrage»: en avant, le disque intervertébral, sorte de coussinet qui amortit les chocs; en arrière, deux petites articulations dites inter-apophysaires, la droite et la gauche.

Le problème, c'est que les nerfs sont en contact étroit avec ces charnières et que, lorsque l'une d'elles se déplace, le nerf se trouve coincé: soit sur l'arrière, et il est alors comprimé par des os de l'articulation, soit sur l'avant, et la situation est alors plus complexe.

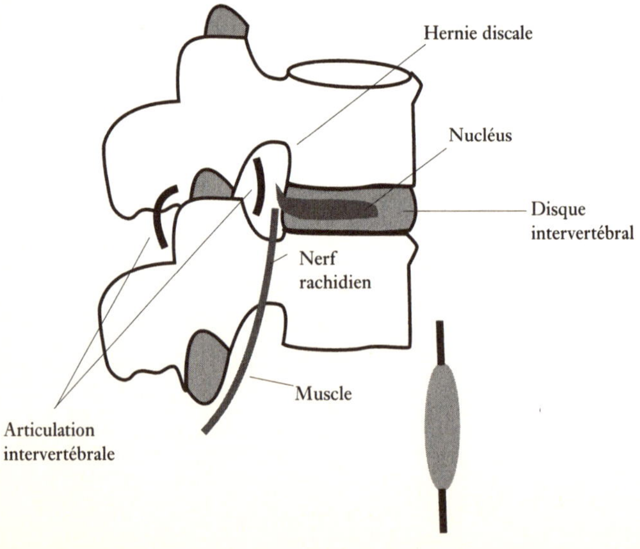

Pour bien comprendre, il faut savoir que le disque intervertébral se compose de deux parties: le pourtour, sorte d'étoffe solide et résistante, et le centre fait d'une gelée de la consistance de la pâte dentifrice, le nucléus. Lorsque l'étoffe se déchire, le nucléus fuse vers l'arrière et va comprimer notre malheureux nerf. C'est une hernie discale. Dans un cas comme dans l'autre, les conséquences sont identiques. La douleur, bien sûr, mais aussi la contracture musculaire; car le nerf ne se contente pas de transmettre les sensations, il donne aussi des ordres aux muscles voisins, qui ne connaissent qu'une réponse: la contraction permanente. Celle-ci entraîne à son tour une fixation de la vertèbre en mauvaise position: voilà le cercle vicieux installé.

En général, le lumbago aigu disparaît en quelques jours, soit spontanément, soit à la suite d'un traitement. Mais parfois, la douleur s'atténue sans disparaître complètement. On parle alors de lombalgie chronique.

Lombalgie chronique

La douleur se fait sentir surtout le matin, au réveil, et dans certaines positions, par exemple lorsqu'on est à demi penché. Que s'est-il passé? Les éléments déplacés sont retournés à leur place, mais pas complètement. Parfois, il s'est greffé de l'arthrose sur les petites articulations arrière, ce qui a réduit le diamètre du trou de conjugaison. On sent des «boules» musculaires dans les fesses et les reins, et des douleurs dans le ventre dues surtout aux contractures des muscles qui y sont attachés: le psoas vertical et le pyramidal horizontal.

Une deuxième conséquence, mécanique celle-là, vient de ce que les vertèbres lombaires ne sont pas isolées. Ainsi, leur «dérangement» déplace aussi les os du bassin voisin (iliaque et sacrum) et toutes les autres vertèbres situées au-dessus. De ce fait, des douleurs peuvent se faire sentir tout le long de la colonne vertébrale.

Ce sont là les causes de la très grande majorité des «maux de reins», mais il peut y en avoir d'autres.

Ce ne sont pas des causes vertébrales

Certains «maux de reins» viennent réellement des reins. Ils sont provoqués par un calcul urinaire ou une infection de l'organe. Dans le premier cas, il s'agit d'une crise de colique néphrétique marquée par des douleurs intenses indépendantes de la position. Dans le cas d'une infection, le sujet fait de la fièvre.

Parfois, les douleurs se diffusent par exemple à partir de l'intestin ou des organes génitaux. Mais on observe alors d'autres symptômes.

Ce sont des causes vertébrales, mais non mécaniques.

Il existe en effet des lombalgies cancéreuses (métastases ou myélome), infectieuses («furoncles» de l'os ou atteinte tuberculeuse, appelée le mal de Pott), ou rhumatismales (spondylarthrite ankylosante).

Ces cas rares mis à part, quel est le traitement?

Traitement

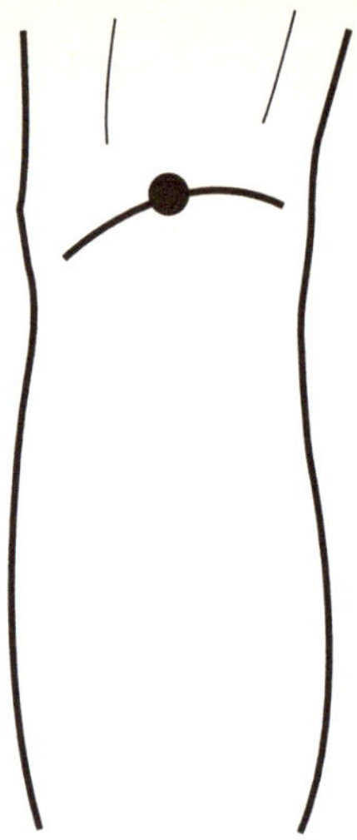

Deux écoles s'affrontent en ce qui a trait au traitement des lumbagos et des lombalgies.

Pour la médecine classique, la thérapeutique consiste uniquement en repos (aussi prolongé que nécessaire) et à l'administration de médicaments antalgiques et anti-inflammatoires: Doliprane (Atasol, Tylenol), Di-Antalvic, Voltarène (Voltaren), etc.

Pour l'ostéopathie, au contraire, il convient d'intervenir par manipulation pour «re-poser» les vertèbres. Si l'on veut obtenir un résultat durable, la manipulation englobera aussi le bassin, presque toujours déplacé.

Un point d'acupuncture est particulièrement utile pour lever les contractures. Il est situé au milieu du pli du genou, et on le stimule en le massant énergiquement des deux côtés du corps.

Les massages doivent aussi toucher les muscles contracturés des «reins» et des fesses.

Par la suite, on pourra recourir à une kinésithérapie sérieuse dans le but d'empêcher le plus possible ces accidents de se reproduire.

Nez bouché

J'ai le nez bouché. Que faire?

J'ai passé une sale nuit: mon nez étant bouché, je ne pouvais pas respirer. Comme 99 p. 100 de mes contemporains, j'ai «attrapé» un rhume, la plus courante de toutes les maladies.

Quoi de plus banal, en effet, qu'un rhume de cerveau, encore appelé coryza ou rhinite aiguë? Banal, certes, mais pas aussi inoffensif qu'il en a l'air, car il peut servir de porte d'entrée à de multiples maladies.

Le tableau est presque trop connu pour qu'on le présente. Tout commence par une irritation de la gorge, suivie d'éternuements par crises. Entre deux crises, le nez se met à couler, laissant échapper un liquide clair d'abord, puis grisâtre ou franchement jaune. En même temps, on ressent un malaise général et une courbature dans les jambes et le dos. Le nez se bouche malgré les efforts de mouchage. Ces symptômes dureront entre deux et huit jours; pendant ce temps, le rhume «mûrit», les sécrétions tournent au vert, puis tout s'apaise et, lentement, le nez redevient «sec». Cela, dans le meilleur des cas. Mais il peut surgir des complications, car un rhume peut être provoqué par plus de 50 virus plus ou moins «méchants», et nombre de microbes se tapissent derrière, «en embuscade». Il est normal de faire un peu de fièvre, d'avoir une toux légère, une voix enrouée ou de légers maux de tête. Mais si tous ces symptômes s'aggravent, il s'agit d'autre chose. Il y a d'abord la grippe, tout aussi contagieuse que le rhume et qui en présente tous les signes, mais qui se situe «un cran au-dessus»: la fièvre est élevée et se double de frissons; les maux de tête, les douleurs musculaires et la fatigue sont beaucoup plus intenses. Et le nez, obstinément bouché, peut souffrir d'une perte d'odorat (anosmie). En dehors de la grippe, toutes les maladies dites d'enfance, comme la rougeole, la rubéole et la coqueluche, commencent par un coryza.

Certaines maladies microbiennes aussi sérieuses que la méningite ou les infections à streptocoques, qui entraînent des rhumatismes et des maladies de reins, débutent également par un nez bouché.

De plus, le rhume peut infecter le «voisinage», en commençant par la gorge et les bronches; on pense ici aux bronchites aiguës ou chroniques, des affections qui débutent souvent par un simple rhume de cerveau.

Enfin, quand le nez continue de couler ou, à tout le moins, reste bouché, nous entrons dans la sphère des rhinites chroniques.

Rhinites chroniques

Les rhinites chroniques entraînent une respiration par la gorge qui dessèche celle-ci et engendre une toux d'irritation. Il se produit un écoulement blanchâtre, soit en avant, soit en arrière dans le pharynx: le malade «se mouche dans la gorge». Un certain nombre de caractéristiques aideront à préciser le diagnostic:

S'agit-il vraiment d'un nez bouché?

Une «déviation de cloison», avec un déplacement de l'arête et de la pointe du nez, peut également être en cause.

Un nez trop étroit de naissance produira le même effet.

Enfin, il peut s'agir d'une paralysie des ailes du nez qui, au lieu de se dilater à l'inspiration, s'affaissent.

Le nez est bouché par intermittence en certaines saisons. Il s'agit d'une rhinite allergique saisonnière, également appelée «rhume des foins». Elle est causée, chez le sujet sensible, par le pollen des végétaux: par exemple, les cyprès en hiver, les platanes au début du printemps, les mûriers plus tard dans la saison, et les graminées pendant l'été — foin, chénopode, amarante. Certains végétaux étendent même leur action sur deux saisons; la pariétaire, par exemple, bouche le nez au printemps et en automne. Bien entendu, ce «calendrier pollinique» varie selon le climat et les régions. Certains individus seront affligés deux fois par le rhume des foins: là où ils vivent, puis dans leur lieu de vacances.

Le tableau est typique: les éternuements éclatent d'une manière explosive, en salve, et ils sont associés à un larmoiement, voire à une conjonctivite. Parfois, la toux «signe» une trachéite spasmodique ou de l'asthme. Le nez, obstinément bouché, est le siège de vives démangeaisons, et, quand on soulève une narine, on observe une muqueuse violette et non pas rouge comme c'est le cas en présence d'une infection.

Quand le nez est bouché en permanence, trois maladies peuvent être en cause.

La sinusite (voir p. 140). Au nez bouché s'ajoutent de la fièvre et des maux de tête, et le malade mouche du pus verdâtre.

La rhinite spasmodique, où nous retrouvons notre vieille ennemie, l'allergie. Mais cette fois, ce ne sont pas les pollens qui sont en cause, mais les allergènes «domestiques» — chats, chevaux, hamsters et, surtout, acariens, ces bêtes microscopiques qui logent dans les couvertures, les tapis, etc. — ou professionnels — farines, poussières de bois, de textiles, et autres. Les symptômes ressemblent à ceux du rhume des foins: éternuements, démangeaisons du nez et de la gorge, écoulement de liquide aqueux chez un sujet jeune, mais... cela dure toute l'année.

La rhinite «vasomotrice» est la plus fréquente des affections qui entraînent l'obstruction du nez. Le sujet ne présente pas de signes d'allergie, mais il a le nez bouché et un écoulement discret. Cette maladie apparaît généralement vers l'âge de 40 ans et dure toute la vie. Les causes restent mystérieuses; on incrimine des virus, un «terrain nerveux», une spasmophilie. Elle s'accompagne fréquemment d'une complication qui se traduit par une perte de l'odorat et l'apparition de polypes dans les sinus et dans le nez, qui achèvent de le boucher.

Enfin, il faut considérer avec sérieux deux cas particuliers: l'obstruction d'une seule narine, qui révèle chez le sujet jeune l'existence d'un polype et chez l'adulte une tumeur, surtout si le malade mouche du sang; et une «rhinite médicamenteuse» chez les gens qui abusent des «gouttes dans le nez», un produit dont nous parlerons ci-dessous.

Traitement

Le traitement du rhume simple fait trop souvent appel aux vasoconstricteurs: Pivalone, Deturgylone, Pernazène, etc. Il vaut mieux en prendre plutôt que de passer des nuits blanches à cause d'un nez bouché, mais il ne faut pas dépasser deux ou trois jours d'utilisation, car ils peuvent provoquer l'inflammation de la muqueuse.

Il vaut mieux essayer d'abord l'acupuncture, qui indique deux points valables pour toutes les affections du nez: le premier situé à la racine des cheveux, le second à la base du nez. On peut aussi utiliser, en médecine classique, des décongestionnants du nez tels Denoral, Actifed (même) et Rinutan.

L'homéopathie propose des doses d'Oscillococcinum, toutes les deux heures.

Les rhinites chroniques commandent un traitement différent.

L'homéopathie offre une solution intéressante avec des granules à 4 CH d'Euphrasia et d'Allium cepa, ainsi que des doses à 15 CH de Poumon Histamine et de Pollens.

Dans le cas des allergies saisonnières ou continues, on utilise soit des antihistaminiques comme Clarityne (Claritin), Zyrtec (Reactine) ou Tinset, soit des «stabilisateurs» des muqueuses comme Zaditen en comprimés (même) et Rhinaaxia, soit, et c'est ce qui est le plus fréquemment prescrit, des corticoïdes en pulvérisations, par exemple Béconase (même). De plus, après avoir confirmé la nature allergique à l'aide du test Phadiatop, on désensibilise le sujet avec l'allergène en cause.

Le traitement des rhinites vasomotrices s'avère plus difficile. La première mesure consiste tout simplement à se laver le nez à l'aide d'une poire à injection, avec du sérum physiologique (Salinex) ou de l'eau de mer, Stérimar ou autre, et ce, tous les jours. On peut y associer de l'Atrovent nasal (même) ainsi que des gouttes d'Ajuga en teinture mère, 100 gouttes matin et soir, et des doses à 9 CH de Pulsatilla et de Tuberculinum.

Nuque, torticolis, cervicalgie

J'ai une douleur au cou. Pourquoi?

Hier, à un feu rouge, un maladroit a tamponné l'arrière de ma voiture. Mon appuie-tête était mal réglé, et ma tête a roulé d'avant en arrière comme une grosse boule: j'ai reçu le «coup du lapin». Sur le moment, j'ai eu un peu mal, puis je n'y ai plus pensé. Mais ce matin, j'ai le cou complètement coincé. Je me tâte la nuque et les épaules: tous mes muscles sont durs comme du bois. J'ai un torticolis. Cela se produit également lorsqu'on a dormi avec un oreiller trop volumineux. On peut aussi souffrir d'une cervicalgie chronique, avec des douleurs qui descendent dans le bras (névralgie cervico-brachiale) ou qui montent dans la tête (névralgie d'Arnold), et qui s'accompagnent de vertiges quand on se lève brusquement, le tout sans fièvre ni détérioration de l'état général.

Que se passe-t-il, et que faut-il faire?

Que se passe-t-il au niveau du cou?

Le cou est soutenu par sept vertèbres, appelées vertèbres cervicales, empilées les unes sur les autres. Les cinq plus basses s'engrènent les unes dans les autres, nous permettant de baisser et de relever la tête. Les deux plus hautes sont plus originales. Située juste sous le crâne, la première, l'atlas, a la forme d'un anneau: elle porte la tête comme le géant Atlas portait la voûte du ciel sur ses épaules. La deuxième, qui possède une dent tournée vers le haut, s'appelle axis, et c'est précisément l'axe autour duquel tourne la tête.

À la suite d'un choc comme le coup du lapin ou d'une mauvaise posture (oreiller trop gros), la mécanique se coince entre n'importe lesquelles de ces vertèbres. Il s'ensuit toute une cascade d'événements:

Le cou, tel un engrenage grippé, ne peut plus tourner.

Les nerfs qui partent de la colonne pour aller vers les épaules, les bras et la tête sont pincés, d'où les douleurs.

Les muscles du cou se contractent, surtout ceux de la nuque (trapèze) et des côtés (sterno-cleïdo-mastoïdien). Même l'artère qui passe à travers la colonne, l'artère vertébrale, qui irrigue les centres de l'équilibre, est comprimée, d'où les vertiges. Dans certains cas, la douleur persiste. On est alors en présence d'une cervicalgie.

En cas de cervicalgie chronique, les vertèbres atteintes n'ont pas repris leur place, et l'on observe les mêmes phénomènes, à moins grande échelle. En outre, elles peuvent se décalcifier et engendrer de l'arthrose, laquelle risque à son tour de coincer le nerf.

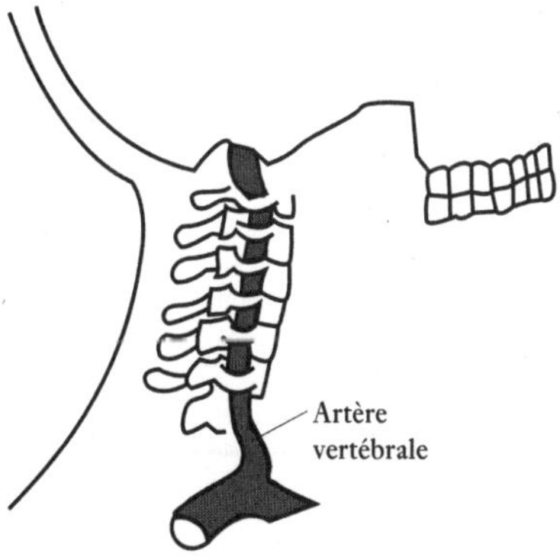

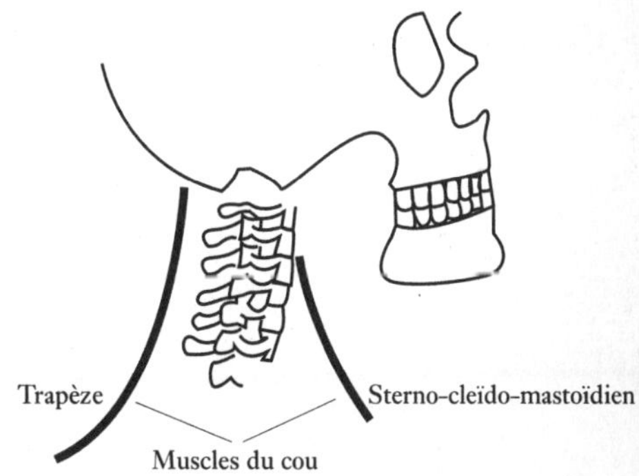

Traitement

Il existe trois principaux moyens pour se soulager immédiatement.

D'abord, masser très fort un point d'acupuncture situé sur le côté de la main, au bout de la «ligne de cœur», contre l'os.

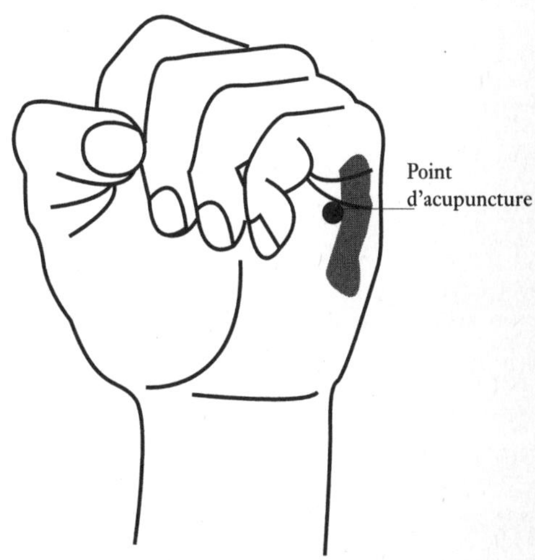

Prendre, en plus des calmants habituels (aspirine, paracétamol) des myorelaxants qui réduisent la contracture, par exemple Myolastan (même) ou Coltramyl (Mioflex), et des produits homéopathiques tels qu'Actæa racemosa, Rhus toxicodendron ou Sédatif PC.

Enfin, on pourra placer une minerve souple autour du cou, ou, si on n'en a pas, une serviette roulée. Mais la minerve ne doit être portée que temporairement en attendant les soins de l'ostéopathe, qui réglera le problème par les manipulations appropriées.

Enfin, pour se protéger contre les récidives, lorsqu'on est fragile de la nuque, on pourra consulter un kinésithérapeute: celui-ci proposera des massages associés à de la physiothérapie (infrarouges, ultrasons).

Œil rouge

J'ai un œil rouge. Pourquoi?

Cela m'est arrivé deux fois. La première fois, après une grande journée passée à la plage avec beaucoup de soleil et de vent, j'avais les yeux qui me piquaient et m'irritaient. Mon ophtalmologiste a diagnostiqué une irritation conjonctivale et m'a prescrit un collyre doux, Collyre bleu (même) ou sedacollyre, en me recommandant de porter de meilleures lunettes de soleil. La deuxième fois, j'ai eu plus peur. C'était une véritable hémorragie rouge vif qui couvrait bien la moitié du «blanc de l'œil» (la cornée) en encerclant l'iris. Là encore, mon médecin m'a rassuré en me disant qu'il s'agissait d'une hémorragie sous-conjonctivale, une affection qui n'est grave que si l'on souffre d'hypertension ou si l'on prend des anticoagulants. Il ne m'a donc prescrit aucun traitement particulier, si ce n'est un collyre qui dilue le sang, Dioparine. Mais il m'a mis en garde: tous les yeux rouges ne sont pas sans danger, et il m'a donné le moyen d'évaluer la gravité de la situation. Cela tient en trois questions: est-ce que l'œil coule, est-ce qu'il fait mal, est-ce qu'il «sort» de l'orbite?

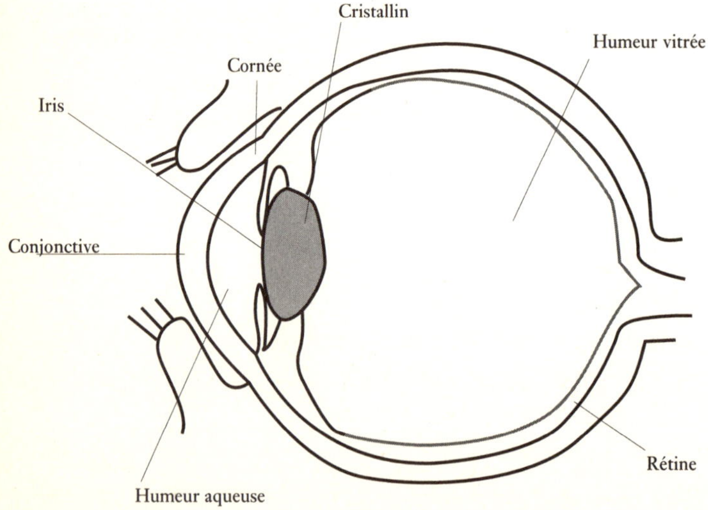

L'ŒIL COULE

Est-ce l'œil lui-même ou ses annexes?

C'est l'œil lui-même: il s'agit d'une conjonctivite. Les deux yeux présentent une couleur diffuse, le dessous des paupières est rouge et parsemé de petites granulations, les follicules. On a l'impression d'avoir du sable dans les yeux et on larmoie constamment; les larmes ne sont pas limpides, présentant des filaments blanchâtres. Au réveil, les cils sont agglutinés par une colle verdâtre. Mais on ne ressent pas de douleur, et surtout, la vue reste intacte.

Il existe diverses variétés de conjonctivites. La plupart du temps, il s'agit d'une infection à microbes dits banals (streptocoques surtout). Mais il y a aussi des conjonctivites allergiques. Elles sont souvent saisonnières, revenant à chaque printemps; elles peuvent également être dues au maquillage: fard à paupières, vernis à ongles, fond de teint, etc. Elles démangent férocement. Certaines conjonctivites, provoquées par des virus tels l'herpès et le zona, sont plus graves. Elles s'accompagnent d'un ganglion douloureux situé devant l'oreille, et surtout, elles créent des ulcères de la cornée. Nous y reviendrons plus loin. D'autres microbes et d'autres virus sont aussi redoutables, telle la Chlamydia, responsable dans les pays chauds du trachome (conjonctivite granuleuse). Ces germes entraînent des infections à la fois oculaires, articulaires et génitales (syndrome de Reiter).

Ce sont les annexes de l'œil qui sont en cause

Dans certains cas, ce sont les voies lacrymales, la «route des larmes», qui sont bouchées, chez le nourrisson en raison d'un manque de perméabilité, chez l'adulte à cause d'une cicatrice. Cela produit un effet de «barrage».

Ensuite, les cils, dont chaque poil peut être infecté, sont parfois responsables de la formation d'un petit furoncle: l'orgelet. Ou encore, la glande qui lubrifie le cil s'enflamme, engendrant une «boule» durable sur le dessus de la paupière; c'est un chalazion. Enfin, quand toute une paupière s'envenime, il s'agit d'une blépharite, inflammation d'origine infectieuse ou allergique.

L'ŒIL FAIT MAL

La première piste à explorer est la présence d'un corps étranger (débris de bois, de métal, etc.). En général, on le sait et, une fois cet objet extrait, on n'a plus mal. Dans la majorité des cas, cependant, un œil douloureux signale un trouble grave. Trois maladies de l'œil causent des douleurs importantes.

Il y a d'abord les kératites. Elles se manifestent par des ulcères, des «trous» dans la cornée, la principale enveloppe de l'œil. Elles sont parfois d'origine physique, se rencontrant par exemple chez les travailleurs à l'arc électrique, ou à la suite d'une exposition à une lumière intense (ophtalmie des neiges). Mais le plus souvent, le virus de l'herpès est responsable de la kératite. La douleur est intense,

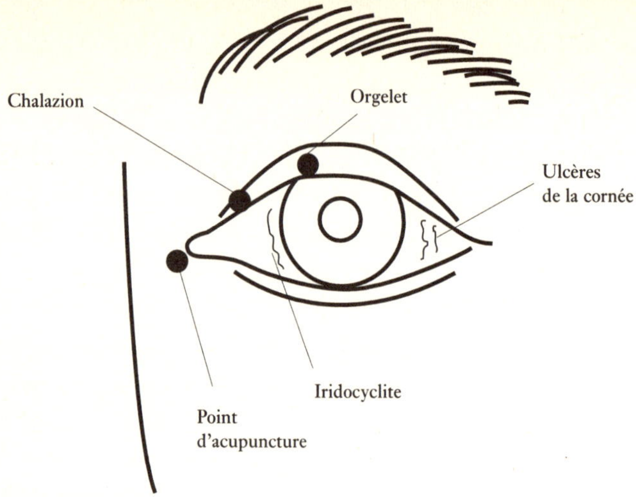

le malade a l'impression que l'œil va jaillir de l'orbite. Il ne supporte pas la lumière (photophobie). Bien traités, ces ulcères guérissent, laissant toutefois des cicatrices ou des taies qui altèrent la vision.

Les iridocyclites sont marquées par la présence d'un cercle rouge autour de l'iris. À la pression, l'œil paraît mou. Les causes en sont multiples: allergies, infections locales ou à distance. Leur évolution amène une détérioration de la vue.

Mais le cas le plus dramatique reste celui du glaucome aigu. La douleur survient comme un véritable coup de couteau. L'œil devient rouge, et la personne atteinte souffre d'un mal de tête atroce du côté de l'œil malade. Elle a des vomissements, des larmoiements et un brouillard devant les yeux. À l'examen, on note une pupille dilatée à travers laquelle le cristallin apparaît vert glauque (d'où le nom de glaucome), et l'œil est dur comme une pierre. Le glaucome est dû à une hypertension des liquides de l'œil par fermeture de l'espace iris-cornée. Une intervention d'urgence est absolument indispensable.

L'ŒIL SORT DE L'ORBITE

En fait, l'un des deux yeux est plus proéminent que l'autre. Cela peut être la conséquence d'une infection (sinusite) ou d'une tumeur de l'orbite. Dans tous les cas, la douleur est très vive.

Traitement

Le traitement des yeux rouges varie en fonction de la cause. Une simple irritation de l'œil sera traitée au moyen de collyres doux: Collyre bleu (même) ou sedacollyre.

Les collyres antibiotiques, tels Rifadine (Rifadin) ou Posicycline (Garmycin), guérissent les conjonctivites banales en cinq jours au plus.

Pour traiter les conjonctivites allergiques, il vaut mieux utiliser les collyres au cromoglicate, comme Opticron (Opticrom) et Naaxia (même), mais sans cortisone, car la possibilité d'une conjonctivite virale sous-jacente l'interdit absolument.

Dans ce dernier cas, le médicament antiviral qui a remplacé tous les autres est l'acyclovir, notamment le Zovirax (même), en pommade ou en comprimés.

L'obstruction des voies lacrymales demande l'utilisation d'une petite sonde pour déboucher le canal. En cas d'échec, la chirurgie s'impose.

Les infections des paupières, c'est-à-dire les orgelets, les chalazions et les blépharites, commandent l'utilisation en alternance de pommades antibiotiques et de cortisone. Un médicament homéopathique, Staphysagria en granules à 5 CH, contribue à enrayer l'infection.

Le traitement des iridocyclites et du glaucome est fondamentalement différent. Les premières font appel à des collyres qui dilatent la pupille: Atropine (même), Mydriaticum (Diotrope). Pour le glaucome, c'est tout l'inverse: on recourt aux collyres qui contractent la pupille, pilocarpine, Glaucostat, ou à des agents bêta-bloquants comme Timoptol (Timoptic); mais surtout, il faut, le plus tôt possible, amorcer un traitement médical approprié à base de diurétique, par exemple Diamox (même). La sauvegarde de la vue en dépend, à la suite de quoi on procédera au traitement définitif, qui consiste en une extraction partielle de l'iris, généralement au moyen du laser.

Dans tous les cas, deux points d'acupuncture représentent un utile renfort. L'un est situé sur l'angle intérieur de l'œil et agit sur l'œil opposé. L'autre est situé sur le front, à la racine des cheveux.

Signalons enfin deux médicaments homéopathiques efficaces: Ledum palustre et Arnica en granules.

Oreille

J'ai mal à l'oreille. Pourquoi?

Siège d'un des sens essentiels à la vie, l'audition, l'oreille est un organe profond, enfoui dans l'ossature du crâne. Mais elle possède aussi une partie extérieure et visible: le pavillon. Celui-ci ne sert pas qu'à concentrer les sons; il est devenu le support d'une branche nouvelle de la médecine, l'auriculothérapie, qui révèle des correspondances entre la surface du pavillon et les organes du corps. C'est dire combien tout ce qui touche à l'oreille est important.

En présence d'une douleur d'oreille, la première question à se poser est: cela se voit (il s'agit alors du pavillon) ou non?

Cela se voit

C'est une engelure, liée au froid, qui se présente comme un petit bouton rouge très douloureux à la pression.

C'est une infection superficielle du pavillon, souvent à la suite d'une plaie.

Au pire, il s'agit d'une périchondrite, c'est-à-dire que le cartilage qui constitue le squelette du pavillon est lui-même infecté. L'oreille est toute rouge et le malade a de la fièvre.

Cela ne se voit pas

Il faut alors se poser une autre question: est-ce vraiment l'oreille qui est malade, ou la douleur provient-elle d'ailleurs? Un bon moyen de le savoir consiste à tirer fortement l'oreille en arrière. Si la douleur augmente, c'est bien l'oreille qui est en cause.

Cela ne vient pas de l'oreille

Cela vient de la bouche. Ouvrez-la et regardez: des amygdales rouges parsemées ou non de points blancs signalent une angine. Si les amygdales ne sont pas enflées, mais que les piliers et la luette sont parsemés de petites bulles, c'est une pharyngite. Si l'amygdale est énorme, soulevée par l'abcès qui est dessous, il s'agit d'un phlegmon de l'amygdale. La douleur est atroce, et la fièvre intense. Enfin, une dent peut provoquer la douleur, surtout les dents du fond de la bouche: percée des grosses molaires chez l'enfant, dent de sagesse cariée chez l'adulte.

Cela vient du cou

Un cou gonflé indique la présence de ganglions dont les causes sont diverses (voir Ganglions).

Si le gonflement est localisé derrière et sous l'oreille, une des glandes salivaires, la parotide, est responsable de la douleur. L'enfant a les oreillons, et l'adulte présente une tumeur particulière appelée tumeur mixte, inoffensive pendant longtemps, mais qu'il faut tout de même opérer.

C'est dur derrière l'oreille. Tout de suite derrière le lobule, on sent une petite masse très ferme et douloureuse. Ce n'est qu'une vertèbre cervicale déplacée qu'il faut remettre en place par manipulation.

C'est dur devant l'oreille. C'est l'articulation de la mâchoire qui n'est pas en place et qui requiert un ajustement.

Cela vient de l'oreille elle-même

Cela pique et cela fait mal. Après un eczéma du conduit auditif qui a été gratté avec un instrument quelconque, il y a eu infection et il s'est formé à l'intérieur un petit furoncle terriblement douloureux.

Cela coule

Il s'écoule de l'oreille un liquide jaune vert: c'est une otite, soit externe (du conduit), soit, plus souvent, interne, derrière le tympan. Elle s'accompagne d'une fièvre importante et de douleurs à la tête.

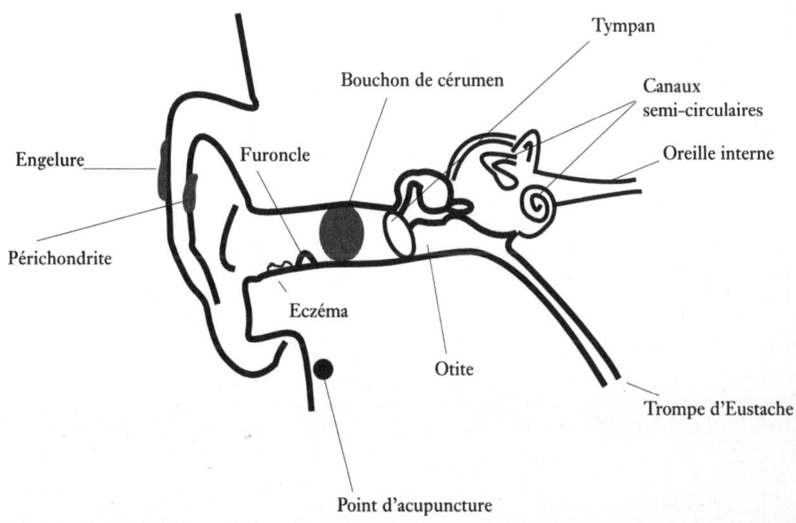

Il s'écoule du sang. Il s'agit le plus souvent d'un corps étranger introduit dans le conduit, ou, bien que rarement, d'une infection virale appelée myringite.

L'audition est perturbée. On entend «comme dans du coton». Un bouchon de cire, ou cérumen, obstrue parfois le conduit, mais dans certains cas, la trompe d'Eustache, ce petit canal qui mène de l'oreille au nez, est bouchée. Un voyage en avion ou une congestion du conduit peuvent en être responsables. Lorsqu'il s'agit d'une infection, on est en présence d'un catarrhe tubaire.

On note une paralysie de la face. La moitié du visage est déformée, l'œil ne ferme plus, la bouche semble tirée d'un côté. On ne compte que deux paralysies douloureuses. D'abord, celle qui est provoquée par le zona, maladie virale qui peut frapper tous les nerfs du corps. Dans ce cas, en cherchant bien, on peut voir de petites bulles sur la langue et, à l'examen de l'oto-rhino, sur le tympan. Ce type de paralysie se rencontre aussi, hélas, chez les personnes qui ont abusé à la fois de l'alcool et du tabac; la paralysie peut alors être attribuable à une tumeur de la gorge.

Traitement

On traite bien sûr d'abord la cause chaque fois que c'est possible. Ainsi, lorsqu'il s'agit d'une infection, cas le plus fréquent, la médecine classique prescrit des antibiotiques: soit par voie générale, en comprimés ou en injections, par exemple Augmentin (Fluclox), soit par voie locale en gouttes instillées dans l'oreille (Neo-Cortef, Soframycin, Sofracort), souvent mélangées à de la cortisone. Encore faut-il que le conduit auditif ne soit pas bouché. L'utilisation des antibiotiques permet dans bien des cas d'éviter l'ouverture du tympan, ou paracentèse. Toutefois, les antibiotiques agissent lentement et la douleur ne s'atténue pas vite, d'où l'utilité de connaître des méthodes qui procurent un soulagement rapide.

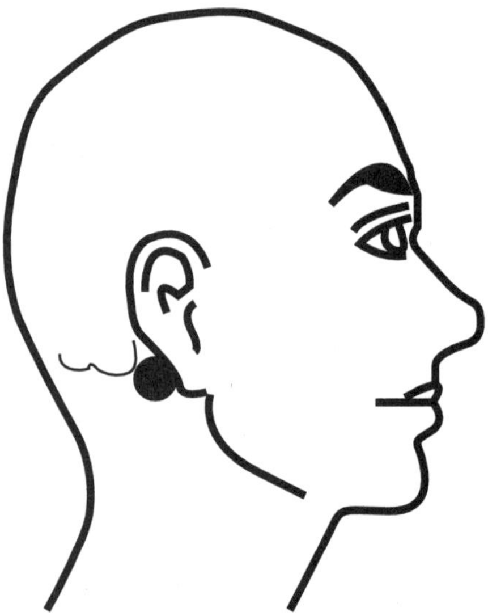

L'acupuncture identifie un point important. Il est situé derrière l'oreille, sur la pointe osseuse appellée mastoïde. On masse ce point toutes les deux heures.

L'homéopathie propose deux excellents médicaments, Capsicum et Belladona, à prendre toutes les heures en granules à 4 CH.

Orteils

J'ai mal aux orteils. Que se passe-t-il?

Il faut d'abord déterminer si la douleur survient lorsqu'on est couché ou debout.

CELA FAIT MAL LORSQUE JE SUIS COUCHÉ

C'est un rhumatisme au sens large du mot. Il en existe plusieurs variétés, mais la goutte demeure la plus fréquente. Elle se manifeste ainsi: à la suite d'une marche excessive ou d'un trop bon repas copieusement arrosé, une douleur terrible à la base du gros orteil m'a réveillé vers deux heures du matin, m'arrachant des cris au moindre mouvement. Je ne supporte même pas le contact du drap sur l'orteil, qui est devenu énorme, rouge, brûlant, sillonné de veines bleuâtres. Un traitement d'urgence remet les choses en place, mais je sais que cela peut se reproduire si je n'entreprends pas un traitement de fond; je risque même, à la longue, une déformation durable du gros orteil sous forme de boules irrégulières, bosselées, d'où sort, quand l'une se perce, une espèce de pâte crayeuse appelée tophus (dépôt d'acide urique ou d'urates).

Il existe une maladie dont les manifestations sont semblables à celles de la goutte, mais qui est plus rare: la chondrocalcinose articulaire, celle-là sans tophus.

CELA FAIT MAL EN POSITION DEBOUT

Ce qui frappe avant tout, ce sont les déformations des orteils, surtout le gros. À partir de 40 ans, on le voit se raidir *(hallux rigidus)* ou, plus souvent, dévier vers l'extérieur, se tordre sur son axe et grimper sur l'orteil voisin. En même temps, il se forme à sa base une grosse boule qui n'est autre qu'une saillie de l'os surmontée d'un «oignon» douloureux. C'est un *hallux valgus.*

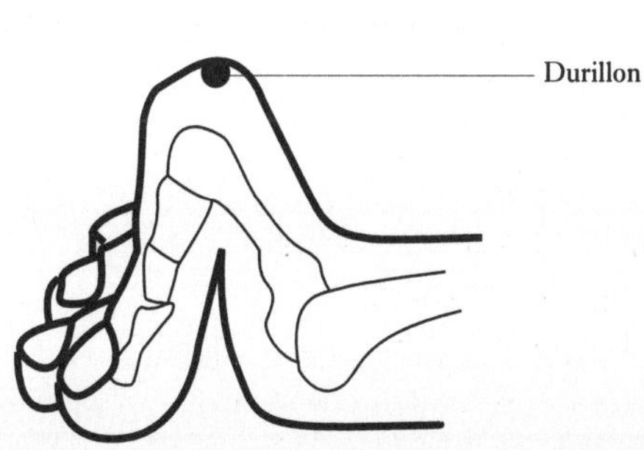

Orteil en marteau

Souvent, le petit orteil prend un chemin inverse, déviant vers l'intérieur, avec les mêmes conséquences. Quant aux orteils intermédiaires, ils se placent où ils peuvent. Tantôt ils sont repoussés vers le bas, plus souvent ils se recroquevillent vers le haut, en forme de griffes ou de marteaux, et chacun des angles ainsi formés porte un cor douloureux.

Dans d'autres cas, l'examen des plis situés entre les orteils révèle des fissures qui démangent, brûlent, suintent ou saignent. C'est une mycose, une affection provoquée par des champignons.

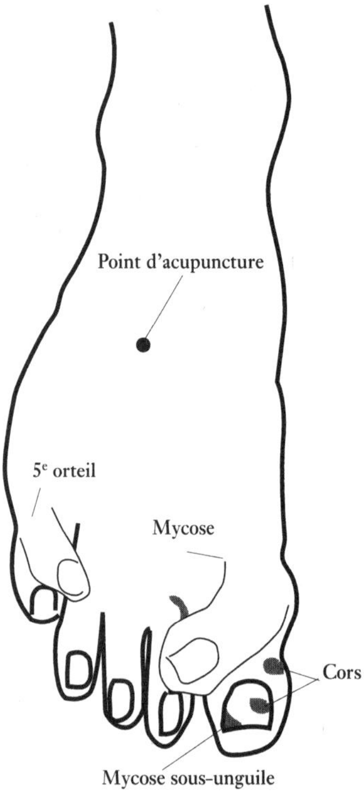

Il faut compléter l'examen des orteils par celui des ongles. S'ils sont sensibles, c'est peut-être qu'un cor a poussé sous l'ongle, occasionnant des douleurs au moindre contact, à plus forte raison dans les chaussures. La douleur peut aussi provenir d'un ongle incarné. Quand l'ongle a été mal taillé, l'un de ses côtés pénètre dans la peau et produit un gonflement très sensible sur le bord de l'ongle, qui s'enflamme et s'infecte.

L'ongle apparaît aussi comme un «paradis» pour les champignons. Ils forment sous l'ongle de vilaines bandes jaunâtres, difficiles à traiter, mais sans danger réel. Il n'en va pas de même pour les taches ou les bandes noires souvent annonciatrices du terrible mélanome malin.

Traitement

La crise de goutte nécessite un traitement particulier. Un médicament essentiel, la colchicine, supprime la douleur en quelques jours, voire quelques heures. Toutefois, il faut savoir:

- qu'il ne s'agit pas là d'une thérapeutique de fond. La goutte traduit un excès d'acide urique. Aussi faut-il, une fois la crise passée, absorber longtemps des anti-acides uriques: Zyloric (Zyloprim), Benemid (même);
- qu'elle n'est pas toujours bien tolérée, entraînant souvent des diarrhées importantes.

L'homéopathie offre une alternative valable avec Mica et Sepia en granules à 5 CH, associés à un point d'acupuncture situé au milieu du dos du pied.

Dans les cas de mycose, on traitera facilement les fissures entre les orteils au moyen de dérivés de l'éconazole en pommade: Daktarin (Micatin, Monistat), Pevaryl (Ecostatin), Myk 1 % (Nizoral). Il en existe aussi une forme liquide qui se diffuse à travers l'ongle, ainsi que des produits, cependant difficiles à tolérer, que l'on absorbe par voie orale.

Dans le cas d'un ongle incarné, on arrive parfois à refouler le bourrelet de chair, mais si les résultats ne sont pas suffisamment concluants, on recourra à la chirurgie.

En ce qui concerne les déformations des orteils, il faut d'abord s'attaquer aux chaussures, en évitant les plus pointues. Pour réparer les dégâts, on tente de redresser les orteils par des tractions dans leur axe, une manipulation que l'on complète par la mise en place d'orthèses, petites frondes en silicone installées dans la chaussure. Si ces méthodes échouent, la chirurgie viendra à notre secours: on «ampute» alors la partie de l'os qui déborde et on replace le reste de l'orteil dans son axe.

Palpitations

J'ai des palpitations. Pourquoi?

Les palpitations ont cette particularité que c'est en général le malade qui établit le diagnostic; en effet, neuf fois sur dix, la crise est terminée lorsqu'il se présente chez le médecin. Il convient donc de se poser un certain nombre de questions pour s'assurer de l'exactitude de ce diagnostic.

S'AGIT-IL BIEN DE PALPITATIONS?

Éliminons immédiatement les cas où le cœur bat trop vite ou trop fort dans des conditions normales: après une course, une émotion forte ou pendant la fièvre, par exemple. La cause saute aux yeux, et tout s'arrange naturellement. Mais si cela vous prend sans raison valable, il importe de savoir de quoi il s'agit.

On peut parler de palpitations quand le cœur bat beaucoup trop vite, a des «ratés», ou qu'il présente ces deux caractéristiques à la fois.

Il faut être vigilant, car il se manifeste souvent des troubles multiples, vertiges, sueurs, sensation de «malaise», qui cachent les palpitations elles-mêmes. Il importe donc de prendre soigneusement son pouls. C'est un geste banal, mais il faut procéder correctement. Le pouls se mesure sur la face interne du poignet, à trois doigts au-dessus du pli de celui-ci. On y applique le pouce de l'autre main et on sent les battements, que l'on peut compter avec la trotteuse de la montre (la norme étant de 60 à 90 pulsations par minute). On considère également leur régularité.

À ce stade de l'examen, une question revêt une importance capitale: avez-vous une maladie du cœur?

VOUS N'AVEZ PAS DE MALADIE DU CŒUR

Vous avez ressenti, comme nous l'avons expliqué, deux types de réactions: le cœur bat trop vite, ou il a des ratés.

Le cœur bat trop vite: c'est ce que l'on appelle une tachycardie. Cette accélération du rythme cardiaque s'est déclenchée brusquement, un peu comme si un moteur démarrait, parfois après un effort, un abus de café ou d'alcool, voire une «performance» sexuelle. Elle s'est accompagnée de multiples troubles, que nous avons mentionnés plus haut: sueurs, nausées, vertiges, etc. Le pouls est devenu très rapide, au point que l'on ne puisse en compter les pulsations, et a été remplacé par une sorte de frémissement continu.

Ne vous inquiétez pas: le symptôme va disparaître plus ou moins rapidement (généralement en moins d'une heure), la fin étant souvent marquée par une émission abondante d'urine. C'est ce que l'on appelle la maladie de Bouveret. Ces accès peuvent se présenter plus ou moins souvent, parfois très fréquemment; la situation devient alors intolérable.

Vous ressentez un «déclic» dans la poitrine

Cette sensation d'arrêt brusque du cœur, qui se traduit par des impressions de ratés, de piqûre, voire de pincement, est propre à l'extrasystole, une contraction prématurée du cœur. Ce n'est pas bien grave; mais lorsque l'extrasystole se répète en série, à la moindre occasion (effort, fatigue, etc.) ou même sans raison, elle finit par ralentir toute activité et empoisonner la vie de la personne qui y est sujette.

D'où viennent donc ces palpitations?

Une brève leçon d'anatomie du cœur nous aidera à bien comprendre. Le cœur possède sa propre «usine électrique», qui apparaît sous la forme d'un organe spécial: le tissu nodal. Celui-ci reçoit des ordres du reste du corps, mais il peut faire fonctionner tout seul la machine sur un rythme régulier.

La maladie de Bouveret fait que le système s'emballe tout seul, souvent parce que le circuit est anormal. Dans le cas des extrasystoles, au contraire, le système s'arrête un instant, puis repart.

Vous avez, ou avez eu, une maladie du cœur

Il s'agit en général d'un infarctus du myocarde, mais des déformations des valvules du cœur ou une faiblesse d'une partie de celui-ci (cardiomyopathie) peuvent également être en cause. Dans ces différents cas, on parle de flutter ou de fibrillation cardiaque. La situation est souvent critique, entraînant dans certains cas l'arrêt complet du cœur. Le cardiologue pratiquera un électrocardiogramme immédiat ou de longue durée (Holter) et prescrira le traitement approprié.

Traitement

Les palpitations sont vraiment le triomphe de l'acupuncture, qui permet une intervention immédiate. Il existe un point merveilleux, situé au bout du petit doigt, dans l'angle de l'ongle qui regarde l'annulaire. Massez-le très fort avec votre pouce ou mordez-le (c'est ce point qui a donné son nom aux croque-morts!), et la crise s'arrêtera très vite. Cette méthode a remplacé les autres moyens de fortune, par exemple comprimer les yeux et le cou ou avaler une boulette de pain, bien moins efficaces.

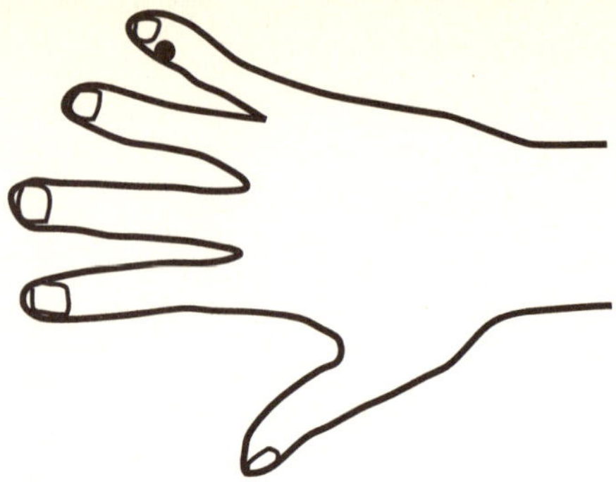

L'homéopathie offre deux excellents médicaments: Lycopus et Spigelia. On prend une dose à 9 CH de l'un ou l'autre produit pendant la crise, et des granules à 5 CH matin et soir, pour éviter les récidives. On gagnera à y associer du magnésium et du potassium en sirop ou en oligo-éléments.

Sur un cœur sain, la médecine classique n'a pratiquement pas à intervenir. Tout à fait exceptionnellement, un peu de digitaline ou d'isoptine (Isoptin) ramènera le calme. Par contre, si le cœur est malade, il faut avant tout soigner la maladie dont les palpitations ne sont qu'un symptôme. Il existe toute une série de médicaments dits antiarythmiques qu'adaptera le cardiologue à chaque cas.

Dans les formes très graves, le port d'une pile, ou même une opération à cœur ouvert pour rétablir le bon «circuit», sont parfois nécessaires.

Système de «formation» et de conduction de l'énergie «électrique» du cœur (tissu nodal)

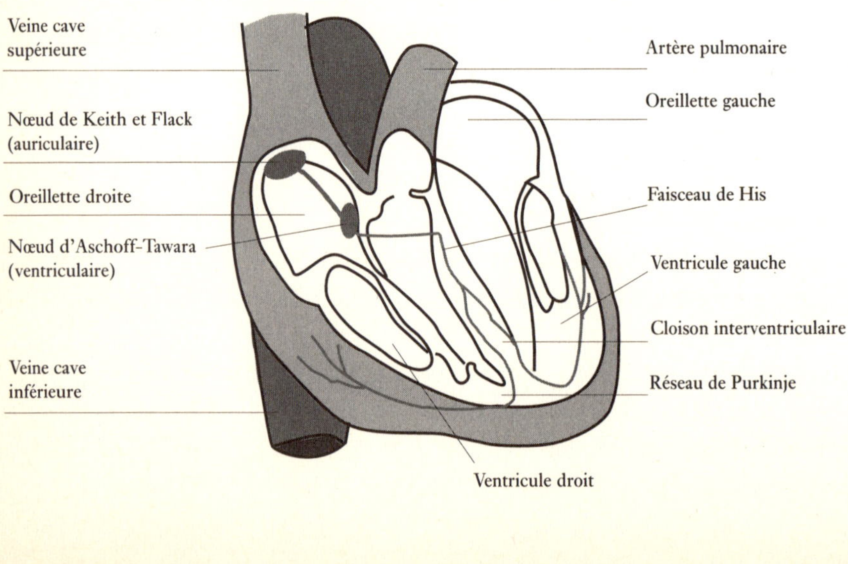

Piqûres

J'ai été piqué. Que faire?

Je viens d'être piqué par un insecte. Cela me démange et me brûle. Que puis-je faire? Tout d'abord, il faut déterminer, parmi tout ce qui court, rampe ou vole, quel est le responsable, car le traitement dépend largement de cette identification. Si l'on a vu l'insecte ou l'animal, c'est facile. Sinon, c'est beaucoup plus difficile. Il faut alors se servir de la «signature» laissée sur notre peau.

Retrouvons le coupable présumé

L'ennemi est un animal terrestre ou marin. S'il s'agit d'un animal terrestre, on se fonde sur la nature des lésions pour identifier le responsable:

Une morsure marquée par deux empreintes de «crocs»: il s'agit d'un serpent; par une seule empreinte: d'un scorpion.

Des papules (petites élévations) avec un point rouge en leur centre: ce sont des aoûtats.

Une plaque rouge autour du point d'inoculation: les moustiques, abeilles, guêpes, taons et tiques s'en partagent la paternité.

De véritables pustules: ce sont des fourmis rouges.

Une «traînée»: les chenilles sont responsables.

Des bulles remplies de liquide: signature de la cantharide.

Aucune trace évidente mis à part les signes de grattage: c'est une araignée ou... des poux.

Dans le cas d'un animal marin

Des piquants sont plantés dans la peau: il s'agit d'oursins.

On aperçoit des lignes rouges ou brunes: les méduses sont en cause.

On note la présence de papules: les anémones de mer en sont responsables.

La peau est carrément déchirée: c'est une vive (encore appelée araignée) ou une rascasse.

Il ne s'agit là que d'une première évaluation. Il convient maintenant d'explorer l'écologie de chaque animal, d'analyser les conséquences de notre «rencontre» avec celui qui nous a attaqué, et de déterminer le traitement à appliquer dans chaque cas.

Commençons par les plus redoutables: les serpents, c'est-à-dire, sous nos climats, la vipère. Sur l'instant, sa morsure est peu sensible. On ne la remarque que par deux points espacés d'un centimètre. Quelques minutes plus tard, apparaissent deux types de manifestations. Localement, un gonflement dur, douloureux, froid et violacé. Sur le plan général, le sujet ressent une vive angoisse, des douleurs musculaires, de la soif. À partir de là, les choses peuvent évoluer de deux manières: ou bien elles rentrent dans l'ordre le deuxième jour, ou bien, à l'opposé, la situation s'aggrave. Le membre entier est alors gonflé, livide, couvert de bulles, et des ganglions sont palpables à sa racine. En même temps, l'état de la victime se détériore. Elle est en proie à de la diarrhée et à des vomissements, dans le pire des cas à des hémorragies ou, localement, à une infection microbienne.

Avant tout, que faut-il éviter de faire? Poser un garrot, injecter un sérum antivenimeux, en général inefficace et lui-même dangereux; inciser ou sucer la plaie, ou encore utiliser un aspi-venin et en approcher une cigarette allumée.

Traitement

Masser le point d'acupuncture, valable pour toutes les piqûres, situé sur l'extérieur du bras, à trois doigts au-dessus du pli du coude.

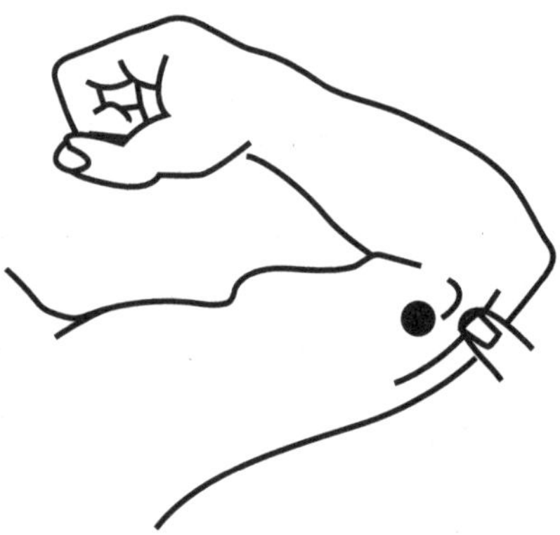

Il est de plus recommandé d'injecter un sérum antitétanique. Il est aussi conseillé de frotter la plaie avec de la lavande et du calendula, et d'absorber une dose de Vipera à 30 CH. L'application de glace, une fois la plaie nettoyée au Dakin (même), soulage dans l'immédiat.

La piqûre de scorpion est certes tout aussi dangereuse, mais moins fréquente. La blessure, faite par la queue de l'animal, est unique. Les symptômes sont à peu près les mêmes que dans le cas d'une morsure de vipère. On peut ici faire un garrot au-dessus de la lésion et pratiquer une injection de calcium ou de cortisone, par exemple Solu-Médrol (même). Tremper le membre dans l'eau glacée et absorber un Gardénal (phénobarbital) à 20 mg calme la douleur, tout comme les doses de Buthus australis à 9 CH.

Qu'il s'agisse d'une morsure de serpent ou d'une piqûre de scorpion, il faut consulter un médecin le plus vite possible.

Parmi les agressions par des insectes, les piqûres d'abeilles et de guêpes (ou de frelons) sont les plus graves. Localement, la région atteinte gonfle, élance et devient rouge. Les sujets prédisposés voient apparaître une urticaire généralisée, un œdème de la face et de la fièvre. Dans les cas les plus sérieux, il survient un choc avec perte de connaissance, chute de la tension artérielle et convulsions. Ces piqûres peuvent être mortelles dans trois circonstances: quand elles sont très nombreuses, quand le sujet est déjà allergique, et quand l'animal a piqué dans la bouche. Ces cas graves doivent être traités sans délai par une injection sous-cutanée de 0,5 cc d'adrénaline, suivie d'une injection intraveineuse de Sandosthène calcium ou de Solu-Médrol (même).

L'abeille laisse son dard, contrairement à la guêpe qui, par contre, peut véhiculer des microbes. Pour enlever le dard, il convient de racler la peau avec une lame de rasoir pour éliminer le sac à venin, puis de retirer la pointe à l'aide d'une pince. On appliquera de la glace sur la plaie ou on la frottera doucement avec un mélange de basilic, d'eucalyptus et de thym. La désensibilisation, chez les sujets allergiques, doit être pratiquée, soit par les méthodes classiques, soit avec des doses homéopathiques d'Apis (pour les abeilles) ou de Vespa (pour les guêpes) à dilutions croissantes.

Un autre animal redoutable est la tique, non par sa morsure, mais par la maladie qu'elle peut inoculer: la maladie de Lyme. Celle-ci évolue en trois temps. Au moment de la piqûre, une large plaque rouge se forme autour de la plaie, puis il y a un «silence» de quelques années, au bout desquelles apparaissent des lésions du cœur et des nerfs parfois mortelles. L'animal tombe en général des arbres et se fixe sur les cheveux. On le distingue difficilement. Une «plaque rouge» commande l'absorption, pour éviter l'évolution de la maladie, d'érythromycine ou de propiocine.

Les autres insectes causent plus de désagréments que de dangers, à l'exception des moustiques, qui peuvent véhiculer, même en Europe, le paludisme. Les aoûtats sévissent en été. Ils provoquent des démangeaisons intenses mais brèves, soulagées par des pommades à la cortisone (Cortate, Hyderm) et une dose de Trombidium à 9 CH.

Les araignées sont rarement venimeuses, mais lorsqu'elles le sont, leurs morsures entraînent la formation de boutons ressemblant à de l'herpès et déclenchent des crampes musculaires. Le traitement est le même que pour le venin de scorpion, et on y ajoute une dose d'Aranea à 9 CH.

Les bulles attribuables aux piqûres de la mouche cantharide guérissent spontanément à l'aide de lotions aux corticoïdes et d'une dose de Cantharis à 9 CH.

Il en va de même pour les piqûres de fourmis rouges, avec une dose de Formica rufa à 9 CH.

Quant aux chenilles processionnaires, ce sont leurs poils qui déclenchent une irritation en forme de lignes. Il faut gratter la peau avec une lame de rasoir et appliquer une pommade calmante.

Nos vieux adversaires, les poux (de tête, de corps et du pubis), qui reviennent en force, sont facilement détruits selon le cas par la lotion Aphtiria, le shampooing Quellada (Kwellada) ou Nix (même), ou la lotion Kwella. On n'oubliera pas de désinfecter draps et vêtements.

Voyons maintenant comment réagir à l'attaque de nos «ennemis» marins.

Les épines d'oursins qui s'enfoncent dans la peau du nageur imprudent sont très difficiles à enlever. Il faut le faire à la pince, mais elles cassent souvent et tout est à refaire. La meilleure solution consiste à appliquer sur la région atteinte un bandage avec de la mie de pain trempée dans du lait ou, mieux, de la papaye, qui «digère» les piquants.

Les méduses causent une brûlure et un état d'angoisse. Il faut agir immédiatement, sur la plage: racler la peau avec un rasoir, ne pas frotter ni appliquer d'eau froide, mais saupoudrer de sable. Des pulvérisations de Kenalcol (Kenalog, Triaderm, Aristocort) sont aussi les bienvenues, ainsi qu'une dose de Physalis à 9 CH. Le même traitement s'applique aux brûlures causées par les anémones de mer. Quant aux vives et aux rascasses, leur peau épineuse crée des lésions importantes et douloureuses qui guérissent lentement et demandent des soins attentifs, car les souffrances peuvent durer des mois.

Poids

Je grossis. Pourquoi?

«Je grossis, et pourtant je ne mange presque rien. Mon médecin me dit que je dois maigrir.» Que faire? Commencer par se regarder bien en face et se livrer à un examen minutieux. On considérera d'abord:

NOTRE HISTOIRE PERSONNELLE

Est-ce que je fais partie d'une famille de «gros»? Si nos parents étaient obèses, maigrir s'avère plus difficile.

Suis-je gros depuis l'enfance, voire la naissance? Là aussi, on peut prévoir certaines difficultés.

Le suis-je devenu à la suite d'un événement: perte d'emploi ou nouveau travail, déménagement, divorce; chez la femme, la puberté, une grossesse, la ménopause? Ou après un changement dans les habitudes: abandon d'une activité sportive ou du tabac, par exemple.

Y a-t-il des raisons impérieuses qui m'imposent de maigrir: un diabète, des troubles cardiovasculaires (angine de poitrine, artérite) ou des ennuis articulaires de la colonne, de la hanche, du genou?

Sur le plan psychologique, comment est-ce que je me porte? Le stress, l'anxiété font grossir les gros. D'où l'intérêt de traiter les deux aspects simultanément. Encore faut-il ne pas être trop déprimé, auquel cas il sera plus sage de renoncer momentanément à la perte de poids.

Une fois complété cet examen de conscience, il convient d'évaluer l'embonpoint lui-même.

Quel est son degré? Pour le mesurer, on utilise la formule de Lorentz: chez l'homme, le poids idéal est égal à:

$$(\text{taille} - 100) - \frac{(\text{taille} - 150)}{4}$$

Chez la femme:

$$(\text{taille} - 100) - \frac{(\text{taille} - 150)}{2}$$

Ce calcul nous permet d'estimer le surplus de poids. Une fois ce surplus déterminé, on peut considérer les autres facteurs.

Quel est le type d'obésité?

Il y en a deux:

Le type androïde, principalement chez l'homme, où l'obésité touche le haut du corps, c'est-à-dire le tronc et le cou, et qui s'accompagne souvent d'hypertension artérielle. Le type gynoïde, surtout chez la femme, où l'embonpoint est localisé au segment inférieur du corps: partie basse de l'abdomen, fesses, cuisses et genoux, et qui prédispose aux varices. Ces distinctions démontrent l'intérêt d'associer à la formule de Lorentz la mesure du tour du cou, de poitrine, de hanches et de cuisses, ce qui permettra de suivre les progrès ou les échecs du programme d'amaigrissement. Par ailleurs, cet auto-examen peut faire ressortir certaines anomalies:

- La cellulite, une obésité localisée au niveau des hanches et des cuisses (culotte de cheval).
- La présence de vergetures rouges sur le ventre, parfois liées à un dysfonctionnement des glandes surrénales ou de l'hypophyse (maladie de Cushing).
- À l'opposé, une peau sèche et blafarde peut être la conséquence d'une insuffisance du corps thyroïde.

Ces deux derniers cas sont rares.

Voici maintenant venue la minute de vérité.

Que mangeons-nous et comment mangeons-nous?

L'examen attentif de nos habitudes alimentaires — ce que nous mangeons mais aussi la façon dont nous mangeons — révèle parfois des choses surprenantes. Un gain ou un surplus de poids sont souvent liés à deux comportements en particulier:

Le grignotage. On prend des repas normaux, mais à tout bout de champ on ouvre le réfrigérateur ou on pioche dans les bonbons. C'est surtout l'apanage des gens oisifs et des personnes qui s'ennuient.

Une consommation excessive de graisses (sauces, charcuteries, amuse-gueule) et de sucres (sucreries, chocolat, pâtes). Un moyen efficace de savoir précisément ce que l'on mange et, le cas échéant, de modifier ses habitudes alimentaires consiste à noter tout — mais absolument tout — ce que l'on avale en une semaine. On sera sans doute effrayé de la quantité d'aliments inconnus que l'on absorbe.

Une fois ce bilan établi, on procédera à un examen de conscience.

Un traitement est-il nécessaire?

Certaines personnes n'en ont en fait nullement besoin. Dans certains cas extrêmes, l'obsession de maigrir est le signe d'une maladie grave: l'anorexie mentale.

Mais si le gain de poids est une réalité et, surtout, s'il constitue une menace pour la santé, il faut intervenir.

Traitement

Le traitement se compose de deux volets: le régime et le reste. On dit habituellement que le régime est l'essentiel et le reste l'accessoire.

Voyons donc d'abord cet accessoire, car le régime, bien que nécessaire, n'est jamais suffisant à lui seul.

Il importe, avant toute chose, de revoir son hygiène de vie et d'y introduire du sport ou, tout au moins, une activité physique.

Il est recommandé également d'associer aux restrictions alimentaires des oligo-éléments, surtout le calcium et le magnésium.

La personne qui veut maigrir gagnera à utiliser certaines méthodes de décontraction. La méthode de Schultze, par exemple, permet de relaxer son corps segment par segment et, de ce fait, aide à réduire la sensation de faim.

Quant aux médicaments, signalons en premier lieu ceux qui sont à rejeter catégoriquement, ayant été la cause de nombreux accidents: les diurétiques, les extraits thyroïdiens et les excitants du type amphétamine (ainsi que les prétendus mélanges homéopathiques qui contiennent ces substances).

Quatre variétés de thérapeutiques peuvent être utilisées:

Les stimulants d'enzyme cérébrale, tels l'Isoméride et le Pondéral retard (même), qui diminuent les envies de sucre.

Les produits qui favorisent la «fonte» des graisses, par exemple la Téaline.

Les mucilages, tel l'ispaghul en poudre (Prodiem), que l'on prend avant les repas et qui, en gonflant dans l'estomac, diminuent la faim.

Enfin, plusieurs médicaments homéopathiques: en gouttes, un mélange de Fucus, Origanum, Phytolacca et Pilosella en teintures mères; en granules à 5 CH, Antimonium crudum, Graphites et Natrum sulfur.; et, en suppositoires à 5 CH, Somatostimuline et Nicotinicum, trois fois par semaine.

Reste la question cruciale, mais très discutée, des régimes. Discutée parce que peu d'entre eux sont compatibles avec la vie moderne: bureau, repas rapides, repas d'affaires. Quoi qu'il en soit, il importe de faire un certain nombre de choix.

Ce que l'on doit éliminer:

- aux repas, les graisses (frites, mayonnaises, fritures) et les sucres (miel, bonbons, compotes, chocolat) en excès;
- à l'apéritif, les traditionnels petits sandwichs, biscuits salés et les inévitables cacahuètes que l'on mange sans appétit et que l'on peut remplacer avantageusement par des crudités (attention aux sauces!). Parmi les nombreux régimes, deux nous semblent particulièrement efficaces:

La diète protéïque qui consiste à remplacer deux puis un repas par des protéines du lait sous forme de poudre: Alburone, Protical (Boost).

Le régime dissocié, où l'on se concentre sur un type d'aliment chaque jour de la semaine: lundi, légumes verts; mardi, viande; mercredi, fruits; jeudi, laitages; vendredi, poissons; samedi, œufs; dimanche, libre.

L'avantage de ces régimes est qu'ils permettent une «décélération» progressive: une semaine sur deux, puis sur trois, et ainsi de suite.

Si les résultats se font attendre, il est conseillé de joindre un groupe d'amaigrissement, Weight Watchers ou autre, voire une clinique diététique. Cette solution est proposée d'emblée aux personnes souffrant d'obésité monstrueuse associée à des troubles cardio-respiratoires importants (syndrome de Pickwick).

Poitrine

J'ai une douleur de poitrine ou un point de côté. Pourquoi?

La difficulté dans le diagnostic des douleurs de poitrine, parfois réduites à un simple point de côté, est que la douleur peut provenir de la paroi du thorax, mais aussi de tout ce qui se trouve à l'intérieur, c'est-à-dire le cœur et les poumons, entourés de leurs «sacs» respectifs: le péricarde et la plèvre. Aussi faut-il être particulièrement attentif au trajet de la douleur et aux signes qui l'accompagnent.

Cela fait mal surtout devant

La première chose qui vient à l'esprit, en cas de douleur violente, est l'infarctus du myocarde. Celui-ci a pour cause une artère qui se bouche dans la paroi du cœur. En général, la douleur part du cœur et descend dans le bras gauche, jusqu'au petit doigt. Mais elle peut aussi, quoique moins souvent, remonter vers la mâchoire, descendre dans le ventre et même, rarement, gagner le dos. Elle s'accompagne de troubles multiples, par exemple des vomissements et des malaises pouvant aller jusqu'à la perte de connaissance, et, dans tous les cas, de la sensation d'avoir la poitrine serrée dans un étau.

Par contre, si la douleur disparaît d'elle-même, ou après la prise d'un comprimé de trinitrine ou de Natirose (Nitrostat), ou encore d'une pulvérisation de Natispray (Nitrolingual), il s'agit d'une angine de poitrine liée à un spasme déclenché par l'effort.

Des douleurs superficielles peuvent aussi être liées à des douleurs intercostales (voir p. 121).

Cela fait mal surtout derrière

Dans le dos, il s'agit le plus souvent d'une douleur d'origine vertébrale imputable au glissement d'une vertèbre, qui survient surtout à la suite d'un effort (par exemple soulever un meuble très lourd ou exécuter un mauvais mouvement au golf). La douleur est parfois brutale, coupant la respiration (dorsalgo), ou progressive.

CELA FAIT MAL SURTOUT SUR LE CÔTÉ

Si les douleurs s'accompagnent d'une toux et de fièvre, cela peut être:

- Une pneumonie: le malade expulse des crachats verdâtres et il a souvent des «boutons de fièvre» (herpès) sur les lèvres.
- Une pleurésie, c'est-à-dire la présence de liquide dans la plèvre entourant le poumon: le malade tousse, ressent une sensation d'étouffement, mais il ne crache pas. La même sensation est observée dans la péricardite, une autre inflammation qui se caractérise par la présence de liquide, cette fois autour du cœur.

CHEZ UN OPÉRÉ RÉCENT OU UNE ACCOUCHÉE

On pense alors à une embolie pulmonaire dont le point de départ est généralement une phlébite, c'est-à-dire la formation d'un caillot douloureux dans le mollet qui remonte dans le poumon. L'embolie pulmonaire produit des crachats noirâtres.

AVEC UNE SUFFOCATION BRUTALE

C'est un pneumothorax dû au décollement d'un poumon par de l'air qui envahit la plèvre. La cause en est la rupture d'une petite bulle d'air à la surface du poumon.

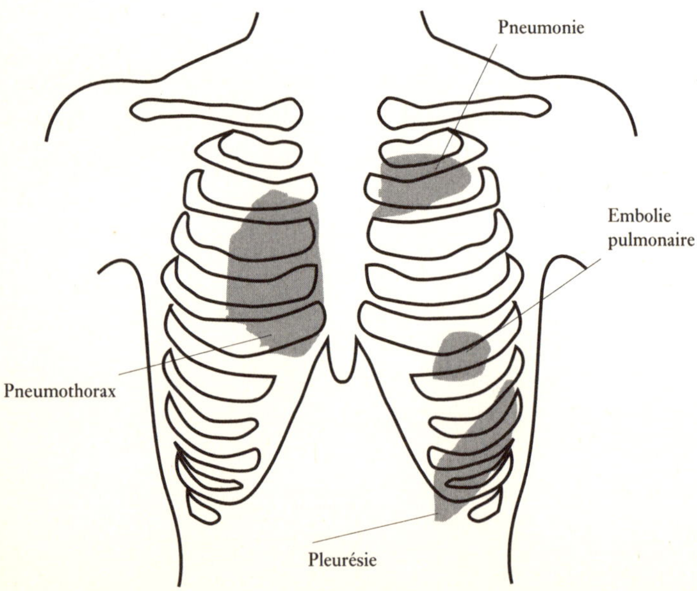

AVEC DES DOULEURS TRÈS SUPERFICIELLES

On songe en premier lieu à une névralgie intercostale par pincement d'un nerf à son origine, c'est-à-dire entre deux vertèbres. En suivant le trajet de ce nerf, on arrive à la vertèbre, qui est douloureuse à la pression.

Il faut penser ensuite au zona, curieuse maladie virale qui engendre des grappes de boutons en des points précis du trajet d'un nerf, et d'un seul côté du corps. Mais il faut savoir que la douleur précède de plusieurs jours l'éruption... et qu'elle peut, hélas, durer des mois par la suite.

La douleur peut aussi être due à une fracture de côte provoquée par un choc qui est passé inaperçu.

Enfin, il ne faut pas oublier le point de côté normal qui survient lorsqu'on a couru trop vite et qui est dû à une contraction de la rate (et quand on n'a pas de rate, on peut courir comme un dératé!).

Traitement

Comment traiter une douleur de poitrine?

Bien entendu, le traitement dépend largement de l'origine de la douleur. Nous ne retiendrons ici que les trois maladies les plus sérieuses.

En cas d'infarctus du myocarde, il faut intervenir d'extrême urgence. Pendant le transport du malade vers l'hôpital, on doit commencer à lui injecter par perfusion des médicaments qui dissolvent le caillot — Streptase, Actilyse (Coumadin, Warfilone) — et ce, dans les toutes premières heures.

Le zona requiert l'administration, le plus tôt possible, d'acyclovir, c'est-à-dire de Zovirax (même). On pourra ainsi abréger la durée de la maladie et, surtout, éviter la prolongation des douleurs.

Si la douleur est d'origine vertébrale, l'ostéopathe saura, par une manœuvre appropriée, replacer la vertèbre. Le soulagement peut être instantané.

Enfin, deux autres médecines peuvent apporter un soulagement à la souffrance, quelle qu'en soit la cause:

Un point d'acupuncture situé juste au milieu du dos de l'avant-bras; on le masse profondément jusqu'à disparition de la douleur.

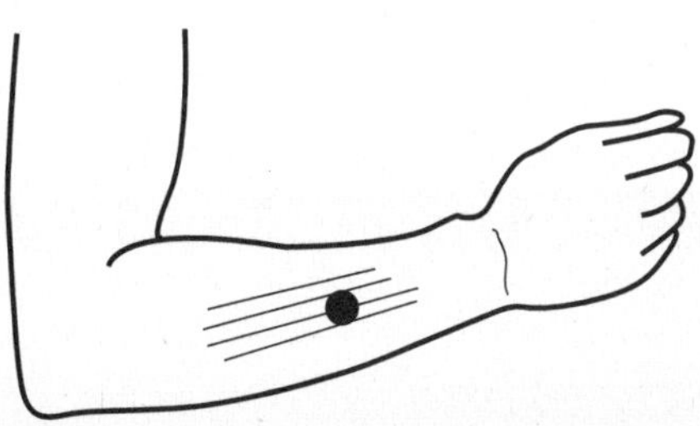

Trois médicaments homéopathiques: Cactus en granules à 4 CH, Bryonia et Kali carb. en doses à 9 CH, deux produits qui prennent avantageusement le relais des antalgiques de la médecine classique. On peut y associer du Latrodectus mactans en ampoules injectables.

En toutes circonstances, ne vous «endormez» jamais sur une douleur de poitrine et, au moindre doute, allez consulter.

Pubalgie

J'ai une pubalgie. De quoi s'agit-il?

Souvent, on apprend par la télévision que tel footballeur célèbre ou tel champion de vélo est contraint de renoncer à ses activités sportives en raison d'une pubalgie. Que signifie ce mot? Il s'agit simplement d'une douleur localisée à la racine de la cuisse, dans la partie intérieure du pli de l'aine; cette douleur remonte plus ou moins dans la paroi du ventre ou descend sur le côté interne de la cuisse.

Parfois, elle a débuté brusquement, sur le terrain, après un coup de pied brutal ou un choc violent. Mais plus souvent, la souffrance revêt un caractère insidieux. La médecine sportive décrit une évolution en quatre temps.

Dans un premier temps, les douleurs surviennent le matin au lever ou au début d'un match si l'échauffement n'a pas été suffisamment soigné.

Dans un deuxième temps, elles persistent pendant tout le match et se prolongent quelques heures après. Elles se réveillent quand on appuie sur la région concernée.

Au troisième stade, elles sont permanentes dès qu'un effort sportif est réalisé.

Enfin, au dernier stade, les douleurs débordent largement le cadre du sport, perturbant la vie quotidienne (montée et descente d'escaliers, sortie du lit, etc.).

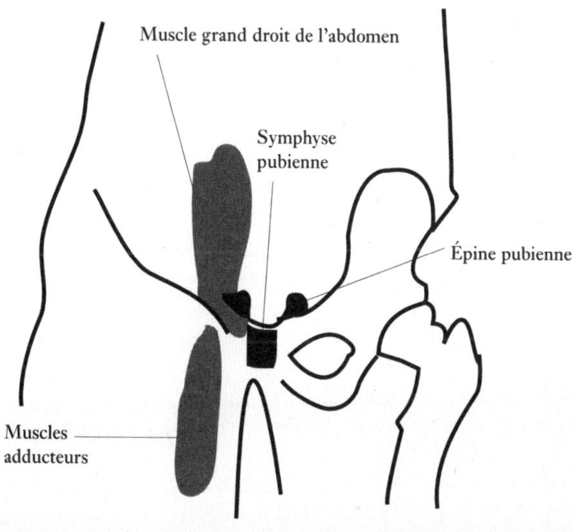

Quelle en est la cause?

Les deux os du bassin sont reliés à l'avant par une articulation très solide, la symphyse pubienne, et à l'arrière par le sacrum.

À la suite d'un faux mouvement, par exemple, tous ces os peuvent se déplacer en entraînant une douleur qui, nous l'avons vu, se répercute dans les nombreux muscles de la région, surtout les adducteurs situés dans la partie intérieure des cuisses. Ce sont ces différents éléments qu'il faut traiter.

Traitement

Le traitement des pubalgies est au départ du ressort de l'ostéopathe. Celui-ci vérifie d'abord l'équilibre du bassin en mesurant la hauteur des deux os iliaques. Il évalue ensuite la sensibilité des vertèbres lombaires, qui ne doivent pas être douloureuses à la pression. Puis il étudie chaque muscle l'un après l'autre, en s'opposant à leurs mouvements naturels. Enfin, il examine la symphyse pubienne en appuyant sur l'articulation. À chaque anomalie dépistée, il pratique la manipulation appropriée.

Les autres thérapeutiques offrent des résultats plutôt décevants.

Dans le cadre de la médecine classique, les anti-inflammatoires, les massages et les traitements physiothérapiques (ultrasons, laser, etc.) ont des effets très partiels. Même les infiltrations de corticoïdes ne donnent pas, après une amélioration spectaculaire mais brève, de résultats durables; seul le repos, surtout en ce qui a trait au sport, se révèle vraiment efficace. La durée de ces «vacances forcées» varie de 10 jours à 6 mois, ou davantage selon la gravité. Deux procédés peuvent l'abréger: la stimulation des points d'acupuncture situés sur le pubis, et, en homéopathie, le grand médicament des ligaments malades: Ruta en granules à 4 CH ou en doses à 9 CH.

On n'envisagera l'intervention chirurgicale que dans les cas sévères et chez les sportifs de haut niveau. Mais la clé de la guérison est avant tout la patience et le courage nécessaires à la rééducation une fois la pubalgie disparue. Heureusement, un vrai sportif n'en manque pas!

Respiration

J'ai du mal à respirer. Pourquoi?

J'ai du mal à respirer. Cette difficulté de la respiration, appelée dyspnée, peut survenir d'un coup (dyspnée aiguë) ou être présente depuis longtemps (dyspnée chronique).

La dyspnée aiguë

C'est l'urgence: tout d'un coup, une personne (adulte ou enfant) qui respirait normalement se met à étouffer. Que se passe-t-il? En fait, chacun des points de l'arbre respiratoire peut être à l'origine du trouble.

Au niveau du larynx, on pensait jadis au terrible croup, que l'on ne voit plus aujourd'hui, mais le problème peut venir d'un corps étranger qui se bloque à la hauteur des cordes vocales ou, chez l'enfant, d'une épiglottite, complication grave de certaines «rhinos». Au niveau du poumon lui-même, on pense d'abord à la crise d'asthme (nous en parlerons plus loin), mais aussi à certaines pneumonies foudroyantes et, surtout, à deux causes essentielles:

L'œdème aigu du poumon chez les cardiaques. Le cœur, déficient, ne peut «pomper» les liquides du corps; ceux-ci inondent les poumons, ce qui entraîne l'apparition de crachats mousseux et rosés.

L'embolie pulmonaire chez une personne qui a une phlébite connue ou inconnue; elle s'accompagne d'un point de côté violent et de crachats noirâtres.

Enfin, la plèvre, cette membrane qui entoure le poumon, peut être à l'origine de la dyspnée, soit par une entrée massive d'air (pneumothorax), soit par l'apparition de liquide en quantité (pleurésie).

Dans tous ces cas, la gravité saute aux yeux, marquée par le teint gris, les lèvres violettes, les narines pincées, les yeux «tragiques», le front en sueur, la respiration rapide et superficielle. Le cœur bat très vite et irrégulièrement.

Le traitement ne doit pas tarder.

Dans le cas d'un corps étranger, il faut le retirer immédiatement à la main ou avec une pince, sinon chirurgicalement.

Lorsqu'il s'agit d'une infection, les antibiotiques majeurs sont de mise, associés à de la cortisone.

L'œdème du poumon nécessite que l'on soutienne le cœur en injectant un diurétique, par exemple Diurilix (Hydro-Diuril).

Enfin, tout ce qui touche la plèvre réclame une aspiration: de liquide en cas de pleurésie, d'air (exsufflation) s'il y a pneumothorax.

Heureusement, dans la plupart des cas, la situation est moins dramatique, et la gêne respiratoire est soit intermittente, soit continue, mais, de toute façon, chronique.

Les dyspnées chroniques

Pour déterminer la nature de l'affection, il faut répondre à un certain nombre de questions.

Est-ce que la respiration siffle? Dans 95 p. 100 des cas, le sujet souffre d'asthme, une affection qui se présente sous trois formes.

Dans l'asthme simple, la crise est isolée. Elle survient en général la nuit, vers minuit ou trois heures du matin. Le malade est réveillé par un chatouillement dans la gorge, puis une toux qui entraîne très vite la suffocation. Assis sur son lit, tous les muscles tendus, les poumons gonflés à bloc, il cherche désespérément à «cracher» son air, car il s'agit d'une gêne à l'expiration, les bronches rétrécies (spasmes) ne pouvant le laisser sortir. L'étouffement dure entre une et deux heures, puis des crachats apparaissent «en bave d'escargot» et la crise s'apaise petit à petit, laissant le malade épuisé.

L'asthme simple se manifeste par au plus deux crises par mois; entre ces crises, la respiration est parfaitement normale.

Quand les crises surviennent une ou deux fois par semaine, on parle plutôt d'asthme intermittent ou instable. Les crises, très violentes, se produisent à n'importe quel moment de la journée. Le malade est en danger, risquant à tout moment l'arrêt respiratoire.

À un degré de plus, c'est un asthme continu. La crise ne s'arrête pas; c'est ce que l'on appelle «l'état de mal asthmatique». Parfois, elle s'atténue, mais la gêne respiratoire ne cesse jamais réellement, entraînant à la longue un «engorgement» bronchique, puis une défaillance possible du cœur.

Il existe aussi des équivalents asthmatiques: chez l'adulte, la trachéite spasmodique avec des quintes de toux, surtout nocturnes; chez l'enfant, les bronchites asthmatiformes, qui commencent comme une bronchite banale mais se caractérisent par une respiration gênée et sifflante. En vérité, ce sont des asthmes débutants.

La respiration est sifflante, mais ce n'est pas de l'asthme

Dans ce cas, il y a trois éventualités:

L'«asthme» cardiaque. Il peut paraître curieux de récuser l'asthme et de parler d'asthme cardiaque. C'est que, en réalité, il s'agit d'une irritation des bronches due à une insuffisance cardiaque.

Un corps étranger descendu dans les bronches provoque un sifflement irrégulier et cause des infections à répétition.

Enfin, il peut y avoir un obstacle sur les bronches qui entraîne un sifflement intense et continu caractéristique («wheezing»), révélant souvent un cancer.

Il n'y a pas de sifflement

L'origine de la dyspnée peut se trouver dans le poumon. Ici aussi, les possibilités sont multiples.

La bronchite chronique, avec ses crachats abondants et son essoufflement progressif chez un fumeur.

L'emphysème, où le tissu pulmonaire «s'évanouit» littéralement, ce qui entraîne un étouffement permanent qui nécessite de l'oxygène d'une manière plus ou moins constante.

Certaines bronchites dites alvéolaires en raison desquelles l'oxygène contenu dans l'air ne parvient pas au sang.

Enfin, le syndrome de Pickwick, caractérisé par les ronflements et les arrêts respiratoires nocturnes chez les grands obèses.

Mais la dyspnée peut aussi être liée à des causes générales telles que l'anémie, les troubles du corps thyroïde et, surtout, le reflux gastrique par lequel le liquide acide de l'estomac vient irriter les bronches.

Traitement

Le traitement des dyspnées chroniques est dominé par la question de l'asthme.

La médecine classique traite la crise d'asthme soit au moyen d'agents bêta-mimétiques en aérosol comme Ventoline (Ventolin) ou Berotec (même), soit en injections sous-cutanées, par exemple une ampoule de Bricanyl (même) ou de Salbumol (Salbutamol), ou encore par la théophylline en suppositoires ou en injections.

Un point d'acupuncture se trouve dans le dos, de part et d'autre de la troisième vertèbre dorsale (quatrième saillie sous la nuque): on le masse jusqu'à ce que la crise passe.

Le traitement de fond de l'asthme, guidé par le débit-mètre, ce merveilleux petit appareil que tout asthmatique devrait se procurer et qui sert à mesurer l'importance de l'insuffisance respiratoire, fait appel à différentes classes de médicaments:

- Les dilatateurs des bronches: des substances en aérosol dont la prise est facilitée par l'usage de la «chambre d'inhalation»: Nébuhaler (même), Volumatic, Autohaler (Salbutamol), qui diffuse des bêta-mimétiques, Ventoline

(Ventolin), Bricanyl (même), ou encore des atropiniques tels Atrovent (même) et Tersigat. Ces produits ont des effets significatifs chez environ un asthmatique sur quatre. Il y a d'autre part la théophylline en suppositoires ou en comprimés retard.

- Les anti-inflammatoires: la cortisone joue un rôle irremplaçable. Son utilisation en aérosol — Bécotide 250 ou Aldecin (Beclodisk, Beclovent, Beconase), Auxisone ou Ventide (Vancenase, Vanceril) — est actuellement le pain quotidien de l'asthmatique.

Le traitement de la cause. Celle-ci est évidente dans certains cas, par exemple l'asthme qui découle de l'effort. Pour le reste, la recherche de l'allergie domine la question. Le test Phadiatop est le plus utilisé. Quel qu'en soit le résultat, le traitement vise à éliminer l'environnement dangereux; on pense surtout aux poils d'animaux (chat, cheval, hamster) et aux acariens tapis dans les draps, couvertures, tapisseries, etc. En ce sens, la pulvérisation d'Acardust se révèle efficace.

Deux autres classes de médicaments sont également utilisées: les cromones, dont Lomudal (Intal, Nalcrom), Tilade (même) et Zaditen (même), et les nouveaux antihistaminiques, dont Zyrtec (Reactine) et Tinset.

Dans les cas sévères (asthme continu), l'oxygène apparaît indispensable.

En ce qui a trait aux autres causes, la thérapeutique varie: antibiotiques pour tout ce qui est infectieux, et diurétiques pour les troubles cardiaques.

L'homéopathie propose des produits comme Ipeca, Spongia ou Psorinum en granules journaliers. On peut aussi faire fabriquer un médicament, appelé un isopathique, à partir de l'allergène (par exemple les poils de chat).

Rhume de l'enfant

Mon enfant est toujours enrhumé. Pourquoi? Que faire?

Souffrance des enfants, angoisse des parents, voilà le tableau des rhumes à répétition, les «rhinos» (ou, plus exactement, rhinopharyngites) qui désespèrent toute la famille. Car c'est, en effet, la maladie de toute la famille: maman «sèche» son travail, les sorties sont annulées, et les grands-parents s'exclament: «De mon temps, on était plus solide!» D'où viennent tous ces embêtements? Les situations sont diverses et, pour y voir clair, il faut se poser deux questions: Comment cela se présente-t-il? Pourquoi cela revient-il si souvent?

Comment cela se présente-t-il?

Toujours de la même façon. C'est un enfant qui a entre deux et huit ans et qui va à l'école ou à la crèche (garderie). La veille au soir, il était grognon et refusait de manger. La nuit a été mauvaise. Il s'est agité dans son sommeil, a éternué plusieurs fois. Son nez bouché l'a empêché de se rendormir et, ce matin, la «rhino» est installée. L'enfant est assis dans son lit, les yeux larmoyants; de son nez coulent des sécrétions blanc jaunâtre, et la fièvre le gagne, tantôt petite fièvre à 38 °C, tantôt grosse fièvre à 40 °C ou plus. La maladie évoluera, si tout va bien, en quatre à huit jours. Les sécrétions nasales vont virer au vert, puis tout va s'apaiser lentement. L'enfant retourne à l'école... et ça recommence au bout d'un mois, parfois moins: même scénario, même désolation. Cela quand les choses vont bien. Car il y a parfois des complications: d'abord de la toux, toujours plus ou moins présente mais parfois très importante, attestant l'atteinte pulmonaire. Parfois des douleurs d'oreille. L'enfant y porte la main en criant. On soupçonnera alors une otite. Enfin, l'œil peut être infecté, «collé» par du pus mélangé aux larmes, signe d'une conjonctivite.

Toutes ces complications nécessitent l'intervention du médecin. Même dans le meilleur des cas, et bien qu'en général tout rentre dans l'ordre vers l'âge de 8 ou 10 ans, les récidives créent une perturbation continuelle.

Pourquoi ces récidives?

Les rhinopharyngites de l'enfant sont l'exemple même d'une association entre l'environnement extérieur et le terrain du malade.

Qu'apporte l'environnement? En premier lieu, les «ennemis». C'est presque toujours un virus qui ouvre le bal. Il en existe un grand nombre, mais tous offrent le même tableau. Puis les microbes viennent «en renfort». Eux aussi sont nombreux et certains sont redoutables, tels le streptocoque responsable de rhumatismes, le pneumocoque qui attaque surtout le poumon, l'hæmophilus «amateur» des yeux et de la gorge, et le terrible méningocoque, agent des méningites dont certaines sont foudroyantes *(purpura fulminans)*. Heureusement, ces derniers cas sont rares. Signalons par ailleurs que certains facteurs favorisent les microbes: des pièces trop fermées, trop chauffées, trop enfumées, la présence de tapis, de couvertures et de rideaux, véritables nids à poussière et à parasites.

Comment se présente le terrain? D'une façon générale, toutes ces récidives s'expliquent par le fait que les jeunes enfants ont encore peu d'immunité, c'est-à-dire peu de moyens de défense. Justement, ils les «fabriquent» au cours de ces infections; mais à quel prix!

Un certain nombre de facteurs viennent fragiliser ce terrain. Ce peut être un manque relatif de fer ou de magnésium. Ou encore une tendance à l'allergie que confirme un eczéma, souvent limité à une aile du nez ou à l'arrière de l'oreille. Dans ce dernier cas, un examen simple, le test Phadiatop, sorte de disque qui fait réagir le sang du malade à diverses substances sensibilisantes, en fera la preuve. Les acariens, ces petites bêtes microscopiques qui vivent dans la maison, restent les premiers responsables des allergies, mais certains aliments peuvent aussi en être la cause.

Dans des cas rares, si l'enfant présente en plus une diarrhée permanente, il faut envisager l'éventualité de maladies graves telle la mucoviscidose, une affection héréditaire.

Traitement

Toutes les médecines proposent des solutions pour réduire les rhinos en nombre et en importance.

Dès l'apparition des premiers signes, il faut utiliser cet excellent médicament homéopathique qu'est l'Oscillococcinum, à prendre toutes les deux heures. Cela suffit dans bien des cas.

Une fois la rhino déclarée, on peut suivre soit la voie homéopathique, soit la voie classique.

La première propose des produits comme Ferrum phos. et Pulsatilla en granules à 5 CH. (Chez le petit enfant, il faut faire fondre 5 granules dans une cuillerée à café (thé) d'eau et répéter trois fois par jour.)

La voie classique préconise l'aspirine ou le paracétamol, par exemple Doliprane (Atasol, Tempra, Tylenol), associés à des sirops fluidifiants tels que Bronchokod (Benylin, Balminil Expectorant) et à des instillations nasales d'eau salée

(Salinex). Si le malade présente une forte fièvre et des signes d'infection, on recourra aux antibiotiques.

Le traitement du terrain implique la correction des déficits en fer et en magnésium, la stimulation de l'immunité par les oligo-éléments (manganèse, cuivre) et l'absorption d'immuno-stimulants (extraits de microbes) tels le Biostim ou l'Imudon, ou encore l'emploi de doses homéopathiques d'Influenzinum à 9 CH, une fois par mois. En cas d'allergie, on procède à la désensibilisation avec les antihistaminiques, actifs et sans inconvénient. En combinant ces méthodes, on peut espérer écarter le cauchemar des interminables rhinos.

Sciatique

J'ai une sciatique. Pourquoi?

Je dois me poser quatre questions: Qu'est-ce qu'une sciatique? En est-ce bien une? Quelle en est la cause? Que puis-je faire?

QU'EST-CE QU'UNE SCIATIQUE?

C'est une douleur qui suit le trajet d'un nerf précis: le nerf sciatique. Celui-ci part du bas des reins et descend le long du membre inférieur sur l'arrière et le côté extérieur de la jambe. C'est donc le long de ce trajet que siège la douleur constituant la «sciatique». Cette douleur s'accompagne d'un blocage: on est plié en deux, et souvent, on ne peut même pas se lever.

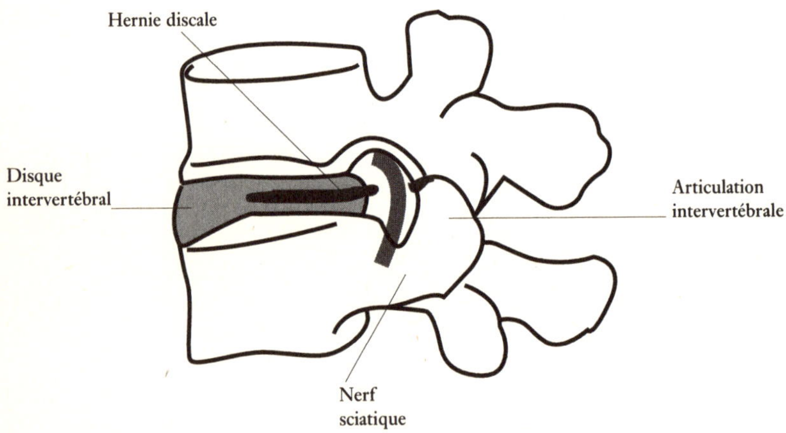

Très fréquemment, la sciatique est précédée ou accompagnée de douleurs dans les reins; on l'appelle alors lombo-sciatique. Dans d'autres cas, la douleur est localisée sur une partie du nerf, par exemple la fesse ou la jambe, surtout au début ou à la fin de la sciatique.

S'AGIT-IL BIEN D'UNE SCIATIQUE?

Il existe deux causes d'erreur possibles: une douleur due à autre chose qu'un nerf, ou encore une douleur attribuable à un autre nerf.

Une douleur due à autre chose qu'un nerf peut provenir:

D'une articulation, surtout celle de la hanche. En ce cas, la douleur siège sur la hanche, mais descend de façon variable dans la fesse ou la cuisse. Il existe un moyen simple de savoir de quoi il s'agit: une sciatique permet tout de même au sujet de bouger la hanche dans tous les sens, ce qui n'est évidemment pas le cas lorsqu'il est question d'une maladie de la hanche.

De troubles de la circulation sanguine, avec lesquels on confond parfois les sciatiques douloureuses dans le mollet. Si la souffrance provient d'une artère qui se bouche à cet endroit, c'est une artérite. Il existe un moyen facile de distinguer les deux: la douleur causée par l'artérite n'apparaît que lorsque la personne marche, disparaissant lorsqu'elle s'immobilise.

Une douleur provenant d'un autre nerf

On a tendance à appeler sciatique toute douleur de jambe. Or, si la douleur n'est pas strictement située sur le trajet du nerf sciatique, il s'agit d'autre chose. Par exemple, une douleur en avant de la cuisse est une cruralgie, et sur le côté de la cuisse une méralgie.

Quelle est la cause de la sciatique?

La sciatique est toujours provoquée par le pincement du nerf au niveau de ses racines. Le nerf sciatique se présente comme un arbre renversé dont les racines partent de la colonne lombaire et dont les branches sont orientées vers le bas. Voilà pourquoi on a mal jusqu'aux pieds lorsque les racines sont pincées.

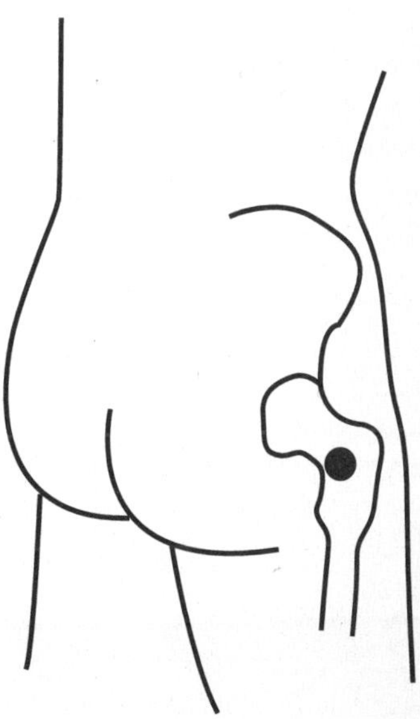

Ce pincement est dans l'immense majorité des cas lié au déplacement d'une vertèbre. Celui-ci entraîne une déchirure du petit coussin qui sépare deux vertèbres (le disque intervertébral), d'où une hernie discale susceptible de comprimer le nerf. La compression peut aussi venir de la partie postérieure de la vertèbre.

Traitement

L'ostéopathe parvient souvent, par des manœuvres appropriées, à soulager, voire à supprimer une sciatique.

L'acupuncture peut apporter une aide précieuse, en particulier par le massage d'un point situé sur la hanche. Pour le trouver, il suffit de placer le pouce sur la crête iliaque et de rabattre la main sur la fesse: le petit doigt indique l'emplacement du point.

L'homéopathie propose un merveilleux médicament: Bryonia, associé en granules au Phytolacca pour les sciatiques droites, et au Stillingia pour les sciatiques gauches. On le combinera également avec la pommade à l'Arnica en massages.

La médecine classique divise le traitement en deux périodes:

Dans un premier temps, le malade est mis au repos, au lit (il ne peut d'ailleurs faire autrement), et on lui prescrit des médicaments anti-inflammatoires tels Voltarène (Voltaren), Feldene (même) ou Brufen (Actiprofen, Advil, Medipren, Motrin). Mais attention à l'estomac!

Dans un deuxième temps, et si le premier traitement a échoué, on envisage la chirurgie selon diverses modalités: intervention directe avec curage de la hernie discale, injection de papaïne, etc. Mais il faut savoir que la réussite n'est pas toujours totale, et qu'il peut y avoir persistance ou récidive des douleurs.

Sexualité

Sexualité en panne. Que faire?

Parler de sexualité, c'est toucher aux racines les plus profondes de l'être humain. Contact entre deux individus différents, elle est la seule fonction physiologique qui se conjugue à deux. Mais elle est bien plus que cela. En tant qu'«antichambre de la reproduction», elle apparaît aussi comme le point de jonction entre une personne et son espèce. Et l'acte sexuel retentit dans le corps et l'esprit, dans l'équilibre personnel comme dans le comportement social. D'où les opinions divergentes qu'il suscite. Pour les psychanalystes, il constitue le moteur des mouvements de l'esprit; pour les éthologistes, le «pourboire de la reproduction». Sans vouloir trancher entre ces extrêmes, on conçoit de quelle gravité peuvent être ses échecs, ses «pannes». Comme il met en cause les deux partenaires, il nous faut les étudier tant chez l'homme que chez la femme.

Chez l'homme, les ratés peuvent survenir à deux moments de l'acte sexuel: l'érection et l'éjaculation. Pour bien en saisir le mécanisme, il convient de jeter un coup d'œil sur le fonctionnement de l'appareil mâle. L'organe essentiel est la verge, dont les deux états sont la flaccidité et l'érection. La dimension moyenne de l'organe est de 10 cm au repos et de 17 cm en activité. Il est essentiellement composé de trois parties: le canal de l'urètre, qui le traverse d'un bout à l'autre et qui véhicule l'urine et le sperme, et deux organes, le corps spongieux sous l'urètre et les deux corps caverneux situés de part et d'autre. Ce sont les organes érectiles. Ils assurent le redressement et la rigidité de la verge grâce à leur tissu spongieux, qui se gorge de sang au moment de l'acte sexuel. Il faut donc que ce sang arrive à la verge et ne s'en retire qu'une fois l'acte accompli.

Tout cela est commandé par un nerf que la pudibonderie du XIXe siècle a appelé le nerf honteux. Celui-ci dépend du cerveau par l'intermédiaire de la moelle épinière et réagit aux sensations visuelles et tactiles. On conçoit aisément qu'il puisse y avoir sur l'ensemble de ce réseau plus d'une cause de «panne». On peut répartir ces causes en trois groupes: les causes mécaniques, les causes hormonales et les causes psychologiques.

Parmi les causes mécaniques, certaines sont évidentes: malformations de la verge, infections des voies génitales (orchite, prostatite), obstruction des artères par le diabète ou le cholestérol, et atteintes du nerf honteux par la fièvre, les rayons X,

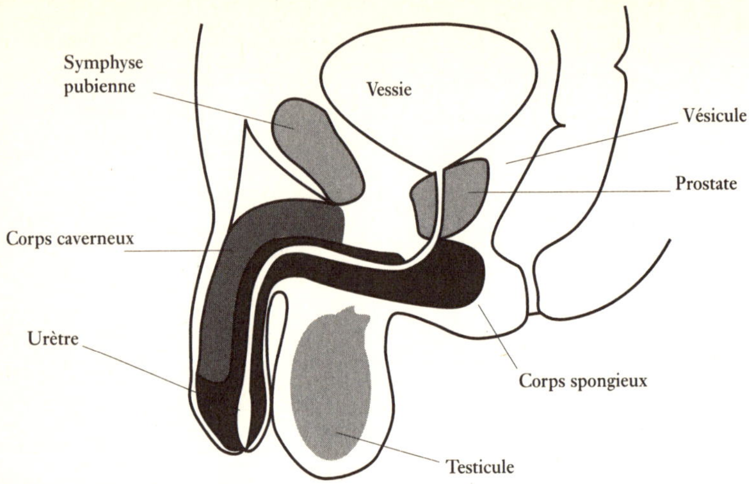

certaines maladies nerveuses, l'alcool et les médicaments (morphine, antidépresseurs). Mais la cause majeure reste une défaillance des muscles des organes érectiles.

Les causes hormonales, moins importantes, n'en sont pas moins réelles. Elles surviennent à la période dite d'«andropause» et sont associées à d'autres phénomènes: fonte des muscles, sécheresse de la peau, fatigue, etc.

Quant aux causes psychologiques, c'est la bouteille à l'encre. Il s'y mêle les interdits hérités de l'enfance et une morale parfois excessive, le stress et les difficultés de la vie qui rendent l'homme moins disponible, et surtout les conflits qui surgissent dans le couple, la «façon d'aimer» n'étant pas la même chez l'homme et chez la femme. Il est vain de rechercher une «cause pure», tous ces facteurs se mêlant à des degrés divers. Il faut néanmoins les séparer et en envisager les traitements respectifs.

Traitement

Le traitement du facteur mécanique

Il faut d'abord s'assurer de l'existence de problèmes mécaniques! L'absence d'érections nocturnes représente un critère décisif. Dans le doute, une technique permet de dissiper toute incertitude: la pléthysmographie, qui consiste à enregistrer la nuit, à l'aide d'un appareil mis à son contact, les mouvements de la verge. Une fois le diagnostic établi, plusieurs possibilités de traitements sont offertes.

D'abord, les produits homéopathiques tels Agnus castus en granules à 5 CH associés à l'organothérapie sous forme de suppositoires d'Antéhypophyse et d'Orchitinum à 5 CH. Des tisanes de sariette et de sauge apparaissent comme un adjuvant utile.

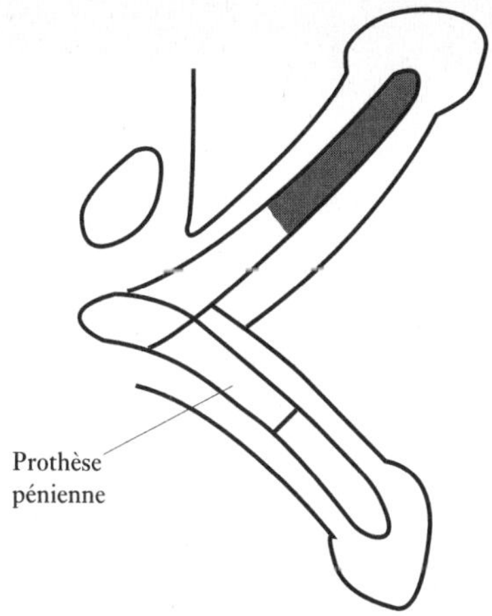

La médecine classique propose des médicaments comme l'yohimbine, le Sermion et, bientôt, le Sildénafil. Une intervention chirurgicale consiste par ailleurs à court-circuiter les artères défaillantes au moyen d'un pont établi avec des artères du ventre. On peut aussi compter sur des injections intra-caverneuses, à pratiquer soi-même directement à la base de la verge. La substance utilisée au départ, la papavérine, est aujourd'hui remplacée par des prostaglandines en seringues préparées: Caverject (même), Icavex, Erecnos. Le résultat est rapide, mais cette médication n'est pas sans risque, le danger étant lié à des érections prolongées (priapisme). Enfin, il existe aussi des prothèses fixes ou gonflables que l'on installe directement dans la verge.

Toutes ces méthodes restent périlleuses et peuvent causer des dommages importants. Une surveillance médicale stricte est de rigueur.

Le traitement du facteur hormonal

Une carence hormonale commande l'absorption de Testostérone en granules homéopathiques à 5 CH, ou de Stérandryl en pastilles.

Le traitement du facteur psychologique

Cette dimension est explorée par l'étude de la personnalité de chacun des partenaires. Deux procédés sont à retenir: le visionnement de cassettes suggestives et l'utilisation de doses homéopathiques d'Ignatia, de Gelseminum et d'Ambra grisea à 30 CH. On envisage maintenant d'injecter ces produits dans le canal de l'urètre.

Les problèmes d'éjaculation

L'éjaculation relève d'un mécanisme différent lui aussi susceptible d'une défaillance.

Le sperme fabriqué dans les testicules passe dans le ventre à travers la prostate pour gagner l'urètre. Son expulsion est bloquée par des muscles qui «stoppent» cette migration: les muscles caverneux. Toute faiblesse de ces muscles entraîne une anticipation de l'éjaculation: c'est l'éjaculation précoce. Quatre méthodes permettent de contrer cette défaillance.

La première demande une participation active et patiente de la partenaire. Inspirée du tantrisme tibétain et codifiée par Leman, Master et Allens, elle consiste à pincer l'extrémité de la verge pendant un moment, la partenaire n'autorisant la pénétration qu'au bout d'un laps de temps de plus en plus long.

La deuxième consiste en le badigeonnage de la verge avec de la xylocaïne visqueuse à 2 % afin de réduire les sensations.

La troisième méthode se résume à installer à la base de la verge un anneau gonflable pour la maintenir en érection plus longtemps.

La quatrième est l'électrothérapie, par laquelle on stimule électriquement les muscles caverneux pour les tonifier (on peut obtenir le même résultat avec des points d'acupuncture situés sur le sacrum). Petit à petit, le sujet entraîne lui-même ses muscles jusqu'à ce qu'il obtienne un résultat satisfaisant. Il y sera aidé par des granules homéopathiques de Selenium à 5 CH.

Nous n'avons jusqu'ici envisagé que la sexualité de l'homme. En effet, dans la grande majorité des cas, les échecs de la femme sont imputables à son partenaire. Néanmoins, elle rencontre elle-même des «pannes», que l'on résume par le terme de frigidité.

La frigidité

Celle-ci consiste en l'incapacité d'atteindre une satisfaction sexuelle normale. Il faut ici distinguer les rapports douloureux de l'absence de jouissance (orgasme).

Les rapports douloureux peuvent être liés à des cicatrices d'opérations, à une infection gynécologique, mais surtout à un rétrécissement du vagin ou à une sécheresse de la muqueuse par carence hormonale, principalement après la ménopause.

L'absence de satisfaction dépend principalement des maladresses du partenaire. Il convient toutefois de faire une place aux causes psychologiques: une éducation rigide (de plus en plus rare), la crainte d'une grossesse ou, tout simplement, la non-attirance vers l'autre, engendrent le refus sexuel. Comment vaincre ces difficultés?

Les lésions organiques nécessitent un traitement approprié: dilatation en cas de rétrécissement vaginal, hormones sous forme classique (Premarin Crème vaginale) ou, surtout, homéopathique, sous la forme d'ovules de Folliculinum à 5 CH, pour réduire la sécheresse vaginale.

On doit s'attaquer aux obstacles psychologiques à deux. Chez la femme, l'environnement exerce une influence que l'homme a parfois de la difficulté à comprendre; une ambiance chaleureuse, des caresses affectueuses restent le meilleur moyen de détendre une situation nouée. Certains produits chimiques, comme Pragmarel (Desyrel), ou homéopathiques, comme Onosmodium, Damiana ou Sumbul à 30 CH, sont des adjuvants utiles.

Mais rien ne vaut la confiance et le désir mutuels pour faire jaillir la flamme de l'amour…

Sinusite

J'ai une sinusite. Que faire?

C'est la première fois que cela m'arrive. J'avais un rhume et, d'un coup, mon nez s'est bouché complètement. J'ai ressenti en même temps une sensation de lourdeur et des élancements dans le front ou dans une pommette. D'ailleurs, c'est douloureux lorsque j'appuie dessus. Autre scénario possible: mon dentiste m'a extrait hier une dent cariée ou un kyste dentaire, et je me suis réveillé ce matin avec des douleurs dans une pommette.

Dans un cas comme dans l'autre, je souffre d'une sinusite aiguë, une inflammation des sinus de la face. La douleur peut devenir atroce, s'accompagnant de la sensation que la tête va éclater, d'élancements incessants et, souvent, d'une odeur fétide dans le nez. Cette fois, la fièvre est élevée: 39 °C ou 40 °C. Il y a du pus en rétention dans les sinus. Il s'agit d'une sinusite hyperalgique. Il faut intervenir sans délai, car ce pus risque de se répandre partout, y compris dans les méninges.

Heureusement, avec un traitement approprié, tout rentre rapidement dans l'ordre. Mais il y a toujours un risque de récidive, certaines personnes ayant deux ou trois poussées de sinusite aiguë dans l'année, suivies chaque fois d'un soulagement complet. Et puis, un beau jour, après une nouvelle poussée, les symptômes ne les quittent plus: elles ont atteint le stade de la sinusite chronique. Le nez est bouché en permanence, et il coule sans arrêt, surtout en arrière, dans la gorge. Celle-ci est constamment remplie de sécrétions jaune verdâtre: le malade a littéralement l'impression de se «moucher dans la gorge». Pire encore, cette sinusite chronique provoque régulièrement une infection des poumons qui entraîne bronchite sur bronchite, voire de l'asthme. Les enfants ne sont pas épargnés, mais, chez eux, la sinusite revêt un aspect particulier: un œil gonfle, ou, plus exactement, les paupières enflent.

L'enfant hurle lorsqu'on appuie dessus: au lieu d'être localisée à la face, la sinusite est circonscrite à la base du crâne. Voyons comment cela se présente. Les sinus sont des cavités, véritables petites «grottes» qui se trouvent dans le front (sinus frontal), sous la pommette (sinus maxillaire), mais aussi au-dessus du palais sous la forme d'un chapelet de trous dans les os de la base du crâne, appelés ethmoïde et sphénoïde. Ces derniers sont le siège de la sinusite de l'enfant.

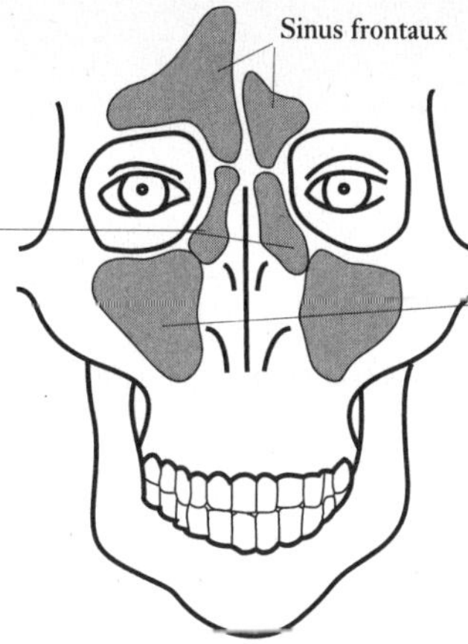

Tous les sinus communiquent avec les fosses nasales par de tout petits conduits. C'est par ces conduits que pénètrent les microbes provenant du nez ou d'une dent infectée. La douleur est provoquée par leur obstruction.

Traitement

Les médecines naturelles se montrent particulièrement efficaces dans le traitement des sinusites aiguës.

L'ostéopathie procure un soulagement rapide dans le cas de sinusites maxillaires et ethmoïdales.

Par contre, pour les sinusites frontales, c'est plutôt l'acupuncture qui est indiquée, grâce à un point situé à la base des cheveux. Pour le trouver, on applique la base de l'index sur la racine du nez et on rabat le doigt sur le front. Sa pointe indique l'emplacement du point à masser.

La médecine classique, quant à elle, propose en premier lieu, pour traiter les sinusites aiguës, plusieurs variétés d'antibiotiques, par exemple Augmentin, et d'anti-inflammatoires, tel Surgam (même) par voie générale et locale, sous forme de gouttes nasales. Il faut en user modérément, car leur abus entraîne la congestion. Si cela ne suffit pas, on pratique des lavages de sinus avec un mélange anti-infectieux introduit dans le nez au moyen de petites sondes. En cas d'échec, la chirurgie est indiquée.

Par contre, en ce qui concerne les sinusites chroniques, le traitement du terrain occupe la première place. L'homéopathie offre deux médicaments performants: Kali bich. et Silicea en granules à 5 CH, quatre fois par jour. On recommande d'y associer des oligo-éléments (manganèse, cuivre) et des immunostimulants comme Biostim et Imudon, qui donnent un coup de fouet aux défenses de l'organisme. C'est aussi le rôle des cures thermales: Luchon et Cauterets, surtout, pour consolider la guérison.

Tennis-elbow

Je souffre d'une douleur au coude. De quoi s'agit-il?

Je joue régulièrement au tennis, mais depuis quelque temps, une douleur au coude m'empêche de pratiquer mon sport favori: j'ai un tennis-elbow. Notez que je ne suis pas le seul. Mon voisin, un amateur de golf, ressent la même douleur que moi, que mon menuisier et que mon facteur, qui portent tous les jours des poids plus ou moins lourds. La douleur est venue progressivement. J'ai continué de jouer, et elle est devenue permanente. Elle siège sur le côté extérieur du coude (côté pouce). C'est un peu enflé, et lorsque j'appuie, ça me fait mal juste au-dessus du pli du coude. Mais surtout, mes mouvements sont limités d'une façon assez curieuse. Je peux plier le bras ou étendre l'avant-bras sans souffrance. Par contre, un exercice m'est interdit par la douleur: tourner ma main, pouce vers le bas (pronation); par exemple, quand je sers à boire, je lâche la bouteille.

Qu'est-ce donc que le tennis-elbow?

Pour le savoir, il faut connaître un peu l'anatomie de la région. L'articulation du coude est composée de trois os: l'humérus, en haut, le radius et le cubitus, en bas. La douleur ne provient pas de l'articulation elle-même mais d'une petite pointe osseuse située au-dessus, sur l'humérus: l'épicondyle, d'où le nom scientifique d'épicondylite. Tout un ensemble de muscles s'attachent sur cette pointe, et leur irritation est la cause du tennis-elbow.

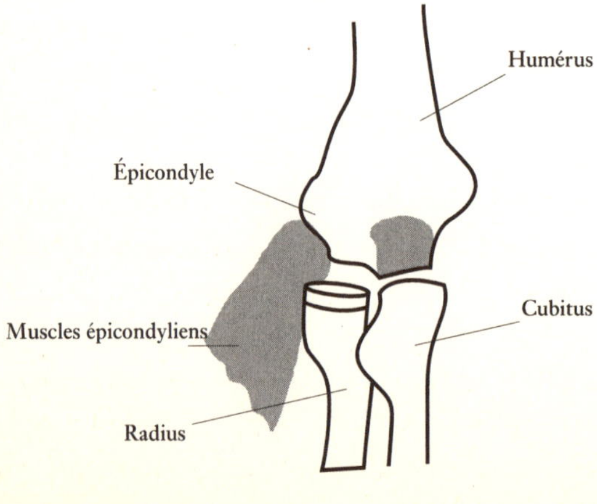

Est-ce la seule cause?

Il y a d'autres causes que l'épicondylite pour expliquer les douleurs au coude. On en distingue trois principales.

La première, la plus fréquente, n'a rien à voir avec le coude lui-même. Elle a sa source plus haut, dans le cou, plus précisément dans la colonne cervicale. À la suite d'un glissement de vertèbres, l'un des nerfs qui vont au bras a été pincé. Il s'ensuit une douleur soit de tout le bras (névralgie cervico-brachiale), soit simplement du coude. On distingue facilement ce trouble du tennis-elbow, car les mouvements de la tête sont en partie bloqués, et certains augmentent la souffrance.

La deuxième cause de douleur est liée à l'articulation du coude elle-même. En effet, quand on tourne la main, les deux os de l'avant-bras roulent l'un sur l'autre. Là encore, il peut y avoir blocage. Dans ce cas, tous les mouvements du bras sont douloureux, même la flexion et l'extension qui sont indolores en cas de tennis-elbow.

Enfin, un nerf très important, le nerf radial, passe derrière l'articulation du coude. Celui-ci peut également être comprimé, avec les conséquences que l'on imagine (on n'a qu'à penser à la douleur ressentie lorsque l'on reçoit un coup sur cette région). Dans ce cas, la souffrance atteint son paroxysme la nuit, descendant vers le poignet et réveillant souvent la victime. Et c'est le mouvement inverse de celui qui faisait mal dans le tennis-elbow qui est ici douloureux, c'est-à-dire lorsqu'on tourne le pouce vers l'extérieur.

Traitement

Le traitement varie bien sûr selon la cause.

C'est l'ostéopathie qui s'avère la plus efficace pour soulager les douleurs du cou. Il faut, par des manipulations, replacer les vertèbres et ainsi décoincer le nerf à sa racine. Il en va de même lorsque l'articulation du coude est en cause. Dans ce cas, une forte pression de l'intérieur vers l'extérieur remet souvent les choses en place.

Pour le tennis-elbow lui-même, la situation se présente différemment, car il s'agit surtout de muscles. Chaque discipline propose une solution.

L'acupuncture désigne un point dont l'action touche tout le coude. Il est situé au bout du pli de celui-ci. On doit le masser profondément, et il sera bénéfique d'y associer d'autres massages de la zone douloureuse, dans le sens du bras ou dans le sens transversal (massage de Cyriax). On peut ajouter à ce traitement des calmants, par exemple la percutalgine (Zostrix), dont l'effet se diffuse à travers la peau.

La médecine classique offre, outre les calmants habituels (aspirine, paracétamol), deux possibilités avec la cortisone. D'abord, l'infiltration de cortisone en plein foyer douloureux. Malgré de brillants résultats, il faut savoir que cette substance ronge littéralement les tendons; il convient donc de ne pas en abuser. Ensuite, la mésothérapie, qui consiste à «cribler la région» de multiples piqûres de cortisone, une méthode moins dangereuse.

On peut aussi appliquer des pommades calmantes à l'arnica ou aux anti-inflammatoires et recourir aux ultrasons. Surtout, il convient d'interrompre toute activité sportive pendant au moins 10 jours, et de vérifier le poids de la raquette, la tension des cordes et leur équilibrage avec une poignée de bonne qualité.

Quelle que soit l'origine de la douleur au coude, deux médicaments homéopathiques en doses à 9 CH sont tout indiqués: Colocynthis si les douleurs diminuent à la flexion de l'avant-bras, Dioscorea dans le cas contraire.

Tête

J'ai un mal de tête. Pourquoi?

Toutes les maladies, des plus graves aux plus bénignes, peuvent s'accompagner de maux de tête. Aussi, pour en déterminer l'origine, il faut être attentif à deux aspects: la localisation précise de la douleur et les signes qui l'accompagnent.

LA DOULEUR SIÈGE DANS UN ENDROIT BIEN LOCALISÉ

Au front, à la tempe, à la pommette

Il faut penser aux:

- Sinusites. On rencontre des points douloureux lorsqu'on appuie sur le front ou la pommette. Le nez est en général bouché, à des degrés variables.

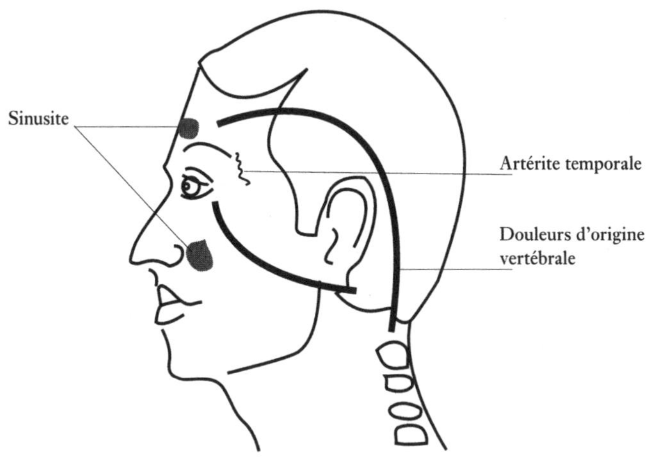

- Dents. Il s'agit surtout de la dent de sagesse, particulièrement quand elle est «incluse», c'est-à-dire qu'elle pousse de travers. On note une zone douloureuse sur la gencive à la hauteur de la dent lorsqu'on appuie dessus.

Derrière l'œil jusqu'à la nuque avec troubles de la vue

Diverses causes sont possibles:

- Une simple fatigue des yeux après un excès de lecture ou de travail à l'ordinateur.

- Un trouble de l'accommodation (aptitude de l'œil à subir des changements), surtout chez l'enfant, le soir après la classe.
- Un glaucome, maladie grave marquée par des douleurs atroces derrière l'œil, qui devient dur comme une pierre à la pression.

De la nuque au front

Le déplacement d'une vertèbre du cou en est généralement la cause. La douleur apparaît dans la nuque et gagne le haut de la tête et le front. Cela survient par crises ou d'une manière continue, surtout si le déplacement se complique d'arthrose. On trouve un point très douloureux en arrière de la tête, à la base du crâne.

La douleur touche un seul côté

C'est une migraine, souvent héréditaire, qui frappe toujours le même côté de la tête ou qui bascule d'un côté à l'autre. Elle s'accompagne habituellement d'une «crise de foie», de nausées et de vomissements (bien que le foie n'y soit pour rien), «tirant» l'œil en arrière ou obstruant le nez.

Une forme particulière et rare de migraine est l'algie vasculaire, une maladie qui évolue par crises de deux ou trois heures et qui est marquée par des élancements derrière l'œil.

Sur la tempe (chez les personnes âgées)

Une tempe qui devient rouge et dure signale une artérite temporale, affection sérieuse qui peut entraîner la cécité.

Le mal de tête est généralisé

Si le malade ne présente ni fièvre ni signe grave, le mal de tête peut être causé par l'hypertension artérielle ou, parfois, par la simple tension nerveuse ou une mauvaise digestion.

S'il fait de la température, bien que toutes les fièvres puissent s'accompagner de maux de tête, il faut, avant tout, penser à la méningite. En pareil cas, la nuque devient raide comme du bois et les vomissements sont incessants.

Si le malade ne fait pas de fièvre mais présente des signes graves, par exemple un coma ou une épilepsie, on envisagera les tumeurs cérébrales.

Comment soulager rapidement le mal de tête?

Les traitements s'appliquent essentiellement aux migraines.

L'ostéopathie permet de relâcher les tensions crâniennes.

L'acupuncture suggère un point très efficace situé sur l'avant du poignet, du côté du pouce, à trois doigts au-dessus du pli, là où bat l'artère. On le masse énergiquement jusqu'à disparition de la douleur. Ce point joue également un rôle préventif.

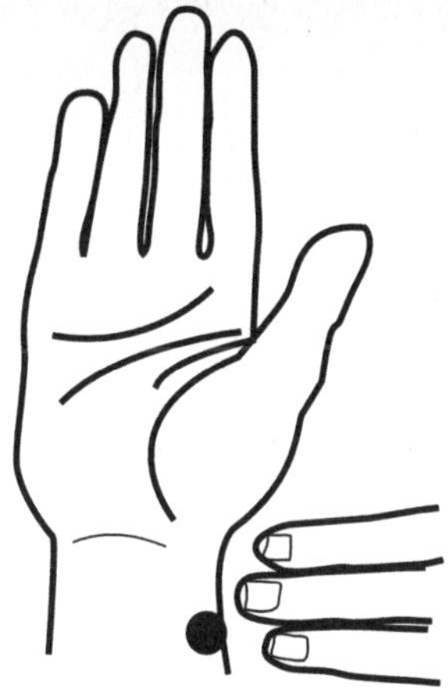

En homéopathie, les médicaments les plus actifs sont: pour la migraine droite, Sanguinaria, une dose à 9 CH; pour la migraine gauche, Spigelia, également à 9 CH.

Enfin, la médecine classique propose toute une gamme de produits.

Pour soulager pendant une crise: les antalgiques — aspirine, Doliprane (Atasol, Tylenol), Optalidon (Fiorinal) — ou les dérivés de l'ergot de seigle en comprimés, en suppositoires — Migwell, Gynergène caféiné (Cafergot) — ou en aérosol — Diergo-Spray.

En guise de traitement de fond: toujours les dérivés de l'ergot de seigle, par exemple Ikaran ou Séglor, mais aussi les antisérotoniques qui agissent sur le système nerveux: Désernil (Sansert), Sanmigran (Sandomigran). On utilise également des médicaments ayant un effet sur la circulation cérébrale: alpha-bloquants, tel Vidora, bêta-bloquants, tels Beprane (Inderal, Apo-Propranolol) et Visken (même), inhibiteurs calciques, tel Sibelium. Enfin, il est apparu récemment un médicament très actif en comprimés ou en injection, le sumatriptan, connu sous le nom d'Imigrane (Imitrex), mais ce produit est assez dangereux et doit être réservé aux cas graves.

Dès qu'apparaît une cause vasculaire (algie de la face, maladie de Horton), les corticoïdes, tels Betnesol (même) et Solupred (même), sont de mise.

Enfin, dans tous les cas, les méthodes de relaxation qui détendent l'ensemble du corps se révèlent une aide précieuse.

Toux

Je tousse. Pourquoi?

Il n'y a qu'à entendre les toux «épidémiques» qui se déclenchent en hiver pour comprendre combien ce symptôme est à la fois gênant et banal. Tout de même pas aussi banal qu'il y paraît, car la toux peut cacher une maladie grave tout comme elle peut ne présenter qu'un inconvénient passager. On s'y retrouvera en posant d'abord la question suivante:

Est-ce une toux récente?

Je me suis exposé au froid insuffisamment vêtu, alors que j'étais déjà enrhumé, et je me suis mis à tousser. Une petite toux sèche survenant par quintes qui me coupent le souffle. Le lendemain, la toux est devenue «grasse», s'accompagnant d'une sensation de brûlure et d'un gargouillement dans la poitrine. Je me suis mis à cracher; des crachats blancs d'abord, qui ont viré au jaune puis au vert. En même temps, j'ai une fièvre plus ou moins importante. C'est tout simple, je «fais» une bronchite. Avec un traitement adéquat, elle ne devrait pas durer plus de cinq ou six jours.

Que s'est-il donc passé? Mes bronches ont d'abord été envahies par un virus (phase sèche) qui les a irritées et qui a fait le lit des microbes (phase humide). Heureusement, tout s'est bien terminé: c'était une bronchite simple. Mais il n'en va pas toujours de même. La toux révèle parfois la présence d'une maladie grave.

On parle ici de maladie grave si l'on considère l'âge du malade: la toux peut en effet être critique aux deux extrémités de la vie, c'est-à-dire chez le vieillard et chez le nourrisson.

Chez le vieillard, la diminution des défenses naturelles et la moindre élasticité du thorax empêchent les crachats de sortir. Ils stagnent et s'infectent de plus en plus. Les poumons sont littéralement noyés. Parfois, les efforts de toux entraînent un évanouissement.

Chez le nourrisson, la maladie commence comme un rhume banal et, brusquement, le lendemain, l'évolution prend une tournure dramatique. La toux est sèche et incessante, le nez se pince, le bébé devient bleu. Cette bronchiolite aiguë nécessite l'hospitalisation d'urgence.

Le terrain du malade constitue un autre facteur pouvant déterminer la gravité d'une toux.

Chez un cardiaque, il faut avant tout penser à l'œdème aigu du poumon attribuable à l'entrée brutale de sérum sanguin dans les bronches. Le malade suffoque et crache continuellement un liquide blanc rosé et mousseux. Il faut intervenir de toute urgence.

Chez un sportif ou à la suite d'un effort, on ressent comme un coup de poignard sous les côtes, ce qui provoque une toux sèche et très douloureuse. C'est un pneumothorax, c'est-à-dire que l'air a décollé le poumon en envahissant le petit «sac» qui l'entoure, la plèvre. Il faut, ici encore, intervenir sans délai.

Chez une accouchée ou un opéré récent, le même type de douleur peut révéler une embolie pulmonaire. La toux s'accompagne de crachats noirâtres.

Quand on a une allergie, par exemple au venin d'abeille, une nouvelle piqûre peut déclencher un blocage respiratoire. La toux incessante se double alors d'une suffocation: c'est un œdème de la glotte. On observe le même phénomène chez l'enfant qui a «aspiré» un corps étranger (sifflet, pièce de monnaie, petit pois, etc.).

Tous ces cas nécessitent un traitement d'extrême urgence.

Est-ce une toux qui n'en finit pas ou qui revient?

En d'autres termes, s'agit-il d'une toux chronique?

Le cas le plus fréquent est celui du fumeur qui, tous les matins, «crache ses poumons» en vidant ses bronches irritées par le tabac. Attention! Deux dangers le guettent: tout d'abord la bronchite chronique. Dans ce cas, la toux ne cesse pas. Elle s'accompagne de crachats abondants et visqueux. Petit à petit, la gêne respiratoire s'accroît jusqu'à devenir une véritable infirmité. Le deuxième danger, encore plus grave, est le cancer du poumon: à la toux s'ajoutent en général des crachats teintés de sang.

D'autres maladies sont responsables de toux chroniques. Signalons d'abord une déformation souvent héréditaire, la dilatation des bronches, qui entraîne une toux grasse et des crachats importants, surtout le matin. Par contre, des toux sèches peuvent être liées à une irritation de la plèvre, du fait de la présence de liquide. Il s'agit alors d'une pleurésie.

Mais, en présence d'une toux sèche et incessante, on soupçonnera une infection spécifique des poumons: la tuberculose, une maladie sérieuse qui avait presque disparu mais qui, hélas, revient en force avec le sida, responsable par ailleurs de l'invasion des bronches par des parasites divers.

Lorsque la toux survient par crises espacées accompagnées de sifflements, il faut penser à l'asthme, même chez l'enfant (la coqueluche étant pratiquement éradiquée).

En plus de toutes ces causes, il faut savoir que:

La toux ne provient pas toujours des poumons.

Elle peut en effet être la conséquence d'une infection du nez et des sinus, en raison des sécrétions sans cesse avalées.

À l'inverse, des sécrétions qui remontent de l'estomac par reflux, dans le cas d'une hernie hiatale, entraînent une toux chronique qui se manifeste surtout la nuit.

Enfin, il y a les toux — si l'on ose dire — purement mentales. Qui n'a pas toussoté en ressentant de la gêne ou de l'anxiété? Cette réaction devient, chez certaines personnes, un véritable tic.

Traitement

Évidemment, le traitement dépend largement de la cause. Ainsi, les antibiotiques, très nombreux, sont indiqués pour la bronchite aiguë. Les plus utilisés actuellement associent à l'antibiotique lui-même une substance, par exemple l'Augmentin (Biaxin, Clavulin, Zithromax), qui empêche les microbes d'y devenir résistants.

De même, la tuberculose, le cancer, les maladies du cœur (attention, certains médicaments, comme le captopril, font tousser!) demandent des traitements appropriés, médicaux ou chirurgicaux.

En ce qui concerne la toux elle-même, les solutions sont variées.

Pour calmer la toux sèche

La médecine classique signale de très nombreux antitussifs, généralement sous la forme de sirops contenant, ou non, des dérivés de l'opium, tels, entre autres, le Denoral ou le Toplexil (Promatussin DM).

Une excellente préparation, à prendre à raison d'une cuillère à soupe quatre fois par jour chez l'adulte, peut aussi être utilisée selon la formule suivante:

- Benzoate de soude .... 5 g
- Sirop de Dessessartz .... 10 g
- Sirop de Tolu .... 10 g
- Sirop de codéine et .... 10 g
- Sirop simple .... 100 g

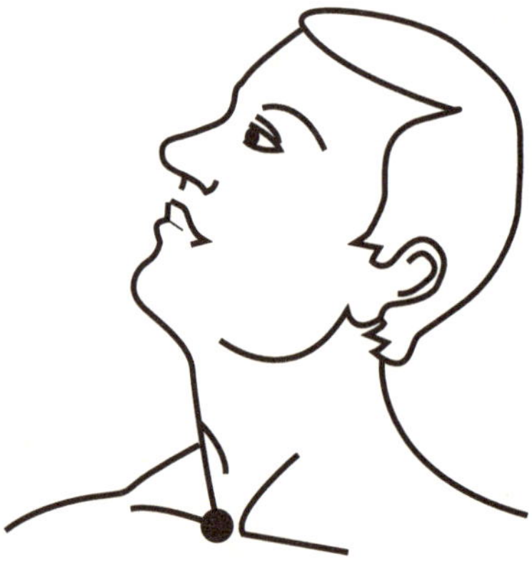

L'acupuncture identifie un point très actif, situé à la base du cou, juste au-dessus du sternum, à masser profondément.

L'homéopathie offre d'excellents médicaments: Aconitum en granules à 4 CH toutes les heures pour soulager les toux débutantes, associé à Spongia et à Antimonium tartaricum.

Pour les toux «humides»

La médecine classique préconise les fluidifiants bronchiques tels que Bisolvon en comprimés (six par jour) ou Rhinathiol en sirop.

L'homéopathie propose principalement Ipeca à 5 CH et Drosera à 5 CH, en granules à prendre toutes les deux heures, associés à des tisanes de sauge.

À la base du traitement, enfin, la kinésithérapie respiratoire est d'un grand secours. Une bonne technique consiste à se mettre à genoux et à respirer à fond, ce qui suscite une toux importante qui vide les bronches. On peut compléter cette manœuvre par un tapotement pratiqué sur les côtés de la poitrine pour détacher les crachats. On répétera cette opération deux fois par jour. De manière générale et dans tous les cas, il est conseillé de supprimer le tabac et d'utiliser à titre préventif des doses homéopathiques d'Influenzinum.

Varices

J'ai des varices. Que faire?

Cette affection accable surtout les femmes, bien que les hommes n'en soient pas exempts. Neuf fois sur dix, les deux jambes sont touchées. L'atteinte est souvent héréditaire; elle s'annonce longtemps à l'avance par la sensation de jambes lourdes, qui augmente à la fin de la journée, associée à des fourmillements et, surtout, à des crampes nocturnes. Puis les varices elles-mêmes se manifestent, d'abord par de simples varicosités rouges ou bleues striant la peau, ensuite par des trajets sinueux et saillants, plus ou moins douloureux (phlébalgie) sur toute la longueur de la jambe.

Il ne faut pas prendre pour des varices ce qui n'est, chez certaines personnes, en particulier les sportifs, que la simple saillie de veines sous la peau.

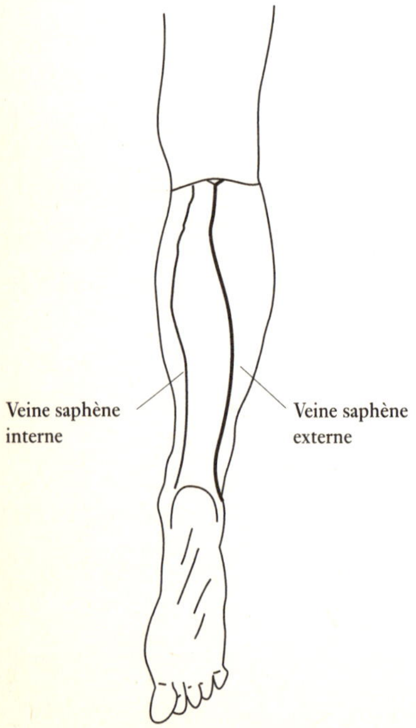

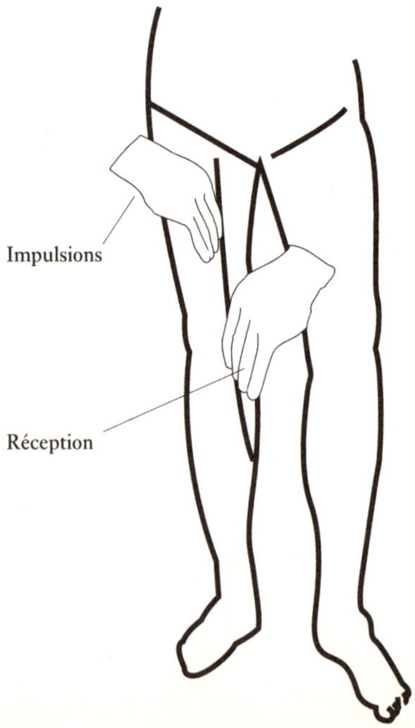

Pour être certain qu'il s'agit de varices, on peut rechercher, grâce à un test très simple, le signe du reflux que l'on ne trouve pas sur les veines normales. Comme le membre inférieur comporte deux grands axes veineux en dedans et en dehors (saphènes interne et externe), on place d'abord la main gauche sous le pli de l'aine et la main droite au-dessus du genou. On donne des impulsions avec la main supérieure: si on perçoit le choc du sang dans l'autre main, la veine est variqueuse. On refait le même test avec la main gauche dans le pli du genou et la droite au milieu du mollet, en tirant les mêmes conclusions. Pourquoi? Parce que les veines ont à l'intérieur des sortes de petits barrages, les valvules. Si elles fonctionnent bien, le sang est retenu et on ne perçoit rien. Si elles sont «forcées», la veine est incontinente: c'est une varice.

Il importe par ailleurs de savoir si ce phénomène gagne la profondeur de la jambe, par l'intermédiaire de ce que l'on appelle des «veines perforantes». Pour ce faire, on suit le trajet des deux saphènes avec le pouce. Si, à un endroit, celui-ci donne l'impression de s'enfoncer, c'est que la perforante est atteinte à son tour.

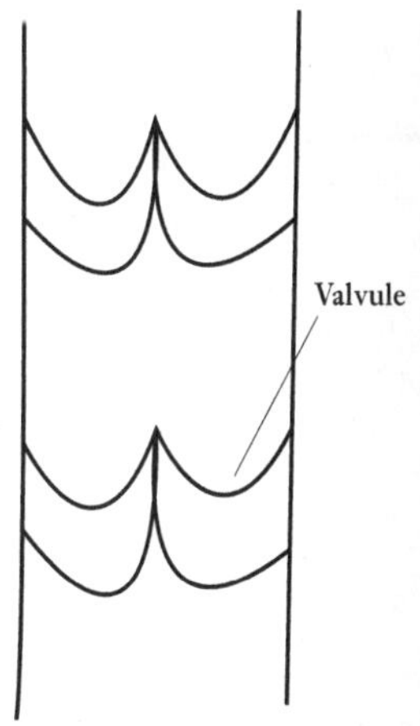

Mais le porteur de varices n'est hélas pas au bout de ses peines, car il est menacé de nombreuses complications.

La peau des jambes se colore parfois d'un vilain pigment brun, la «dermite ocre»; à un degré de plus, elle apparaît pâle, fine, adhérente à l'os et aux muscles, et comme rétrécie: c'est l'atrophie blanche. Cette atrophie peut faire le tour complet de la jambe, qui est alors serrée comme par une guêtre au-dessus du mollet.

Encore un degré supplémentaire, et c'est l'ulcère variqueux. Il s'agit d'un trou dans la peau, généralement situé à l'intérieur de la jambe, tout près de l'os de la cheville, la malléole interne. Il a une forme circulaire ou ovale plus ou moins régulière. Il peut devenir géant, voire faire le tour complet du membre, tel un manchon. Et surtout, il a tendance à persister désespérément pendant des mois, voire des années, se fermant puis se rouvrant au moindre contact. Au début, ses bords sont peu colorés et descendent «en pente douce»; puis, avec le temps, ils deviennent violacés et s'épaississent. L'ulcère laisse suinter une sérosité qui souvent s'infecte. La peau tout autour n'est pas saine non plus. Elle se couvre d'eczéma, ce qui entraîne des démangeaisons féroces. La raison de toutes ces complications se trouve dans l'excès de pression veineuse qui fait souffrir les tissus. (Certes, la veine n'est pas seule à engendrer des ulcères. Les artères en fabriquent aussi; mais l'ulcère artériel, outre qu'il touche plutôt le côté extérieur de la jambe, est petit, très douloureux et associé à des troubles de la marche.) Cette kyrielle d'ennuis veineux peut toucher une seule jambe ou les deux.

Les varices unilatérales, celles qui n'affectent qu'une jambe, ont une cause précise et surviennent:

- Soit à la suite d'un traumatisme de la jambe.
- Soit après une phlébite connue ou inconnue. L'obstruction des veines profondes entraîne un reflux du sang du centre de la jambe vers l'extérieur, et cet effet de barrage peut même créer des varices au-dessous du pubis.
- Soit dans de rares maladies où l'on vient au monde avec des veines dilatées (syndrome de Klippel-Trenaunay).

Traitement

Le traitement doit, si possible, être avant tout préventif. Il consiste alors essentiellement en une hygiène de vie, c'est-à-dire:

- Éviter la chaleur (bains de soleil prolongés, chauffage au sol, etc.).
- S'adonner à une activité physique: pratiquer des sports non violents tels que la marche, le cyclisme ou la nage, qui joint à l'exercice l'avantage de l'eau froide.
- Surtout, essayer de ne pas grossir.

À partir du stade des «jambes lourdes», les toniques veineux sont de mise. Il en existe une variété impressionnante. Parmi les plus connus, citons: Daflon, Veinobiase — Ribes nigrum —, Diosmil et Cyclo 3, en ampoules ou en comprimés. On y ajoute, si la peau est saine, des pommades telle Hiru crème.

L'acupuncture offre un point à stimuler par un massage énergique, matin et soir. Il est situé sur le dos du pied, dans le prolongement de l'espace séparant le gros orteil de son voisin.

L'homéopathie propose, sous la forme de gouttes, des complexes tels que Veino-Drainol ou Hamamelis composé, des granules de Vipera à 4 CH et des suppositoires à base de Veine à 4 CH, trois fois par semaine.

Les cures thermales à La Léchère ou à Bagnoles-de-l'Orne sont un complément non négligeable.

Au stade des varices apparentes, il convient de mettre en place une contention élastique. Il en existe toute une gamme: bas, collants, bandes plus ou moins «serrées» selon le cas; on pense à Biflex, à Varitex (Bas support Parke-Davis), à Sigvaris (même), etc.

Il convient aussi d'envisager un traitement définitif des varices. Deux méthodes sont proposées. Tout d'abord la sclérose, que l'on obtient en injectant dans les veines des produits iodés ou salicylés, comme Trombovar (même) ou Sclérémo, qui les bouchent définitivement. Ensuite la chirurgie, soit classique: par éveinage ou «stripping», une intervention où l'on «arrache» la veine, soit plus récente, comme la cryodestruction (par le froid) ou la méthode Chiva (cure conservatrice) qui maintient les grandes veines perméables en y abaissant la pression du sang.

L'ulcère variqueux, en plus des traitements précédents, demande des soins minutieux:

- De désinfection au moyen de solutions antiseptiques — Dakin, permanganate, Hexomédine, Solubacter — ou colorantes, par exemple Éosine à 2 %, voire d'antibiotiques par voie générale, mais jamais locale.
- De nettoyage avec du nitrate d'argent, des enzymes — trypsine, Païkinase — ou des pansements absorbants: Debrisan (même), Comfeel Plus (même), etc.
- De stimulation par les mêmes pansements ou avec des corps gras: Tulle Gras (Bactigras, Jelonets), Plastenan, etc.

Dans les cas graves, on peut même envisager une greffe de peau à condition que le pourtour de l'ulcère soit débarrassé de l'infection et de l'eczéma à l'aide de Synalar gras (même), par exemple.

En homéopathie, on utilise des granules à 4 CH de Fluoric acid. pour les ulcères indolores, et de Nitri acid. pour les ulcères douloureux.

Ventre

J'ai mal au ventre. Pourquoi?

Avoir «mal au ventre», quoi de plus banal? Et pourtant, cette expression si simple nous mène à tous les organes digestifs, urinaires, gynécologiques, et même à la circulation. Aussi, faut-il faire preuve de beaucoup de rigueur dans l'analyse des symptômes, en distinguant d'abord un mal aigu d'un mal chronique.

UNE DOULEUR AIGUË

C'est le drame. Brutalement, on a l'impression d'un coup de couteau dans le ventre, associé à de nombreux signes d'alarme: perte de connaissance, vomissements, fièvre, etc. Il peut s'agir d'une perforation d'ulcère ou d'appendice, d'une occlusion intestinale ou d'une torsion d'intestin. Il faut de toute urgence appeler un médecin ou se faire conduire dans un centre hospitalier. On n'a guère le temps de s'analyser!

UNE DOULEUR CHRONIQUE

La situation est bien différente. Avant tout, il faut faire un peu de «géographie» et examiner le ventre comme on regarderait une carte. On voit alors que l'abdomen peut être divisé en neuf secteurs (cinq principaux) dont, certes, les limites ne sont pas aussi rigoureuses que des frontières, mais qui correspondent assez bien aux organes situés dessous. Passons en revue ces régions et voyons à quoi correspondent les douleurs qui y siègent.

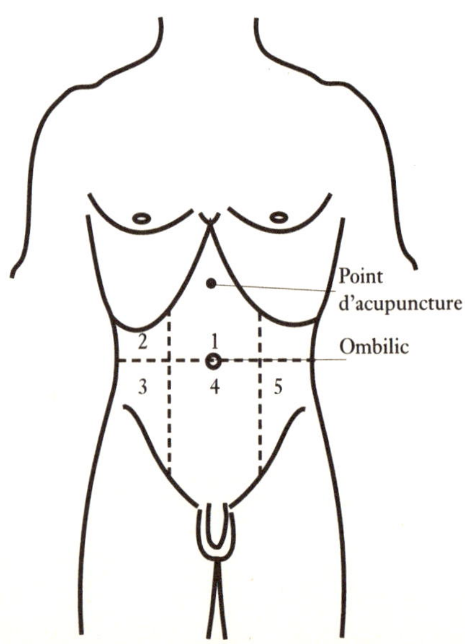

J'AI MAL DANS LE CREUX DE L'ESTOMAC (1)

La douleur traduit peut-être un ulcère de l'estomac ou du duodénum. J'ai des crampes, des brûlures, mais surtout, les douleurs sont rythmées par les repas. Elles surviennent de deux à cinq heures après, mais se calment quand je mange un peu. Souvent, j'ai envie de vomir ou je vomis vraiment. L'«attaque» d'ulcère dure deux ou trois semaines pour revenir, après une période d'accalmie, à l'automne ou au printemps suivant.

Si les douleurs remontent dans la poitrine et se doublent d'aérophagie et d'acidités, une hernie hiatale est probablement en cause, c'est-à-dire une remontée de l'estomac dans la poitrine.

Enfin, ce peut être une gastrite, simple inflammation de l'estomac, parfois liée à la prise d'un médicament. Il faut aussi envisager la possibilité d'un cancer.

Dans tous les cas, la fibroscopie reste l'examen de référence.

J'AI MAL SOUS LES CÔTES, À DROITE (2)

J'ai pris un repas un peu trop riche et, quelques heures après, j'ai ressenti brutalement une sorte de crampe. Elle est à présent permanente, mais avec des poussées terribles par moments. Elle siège sous les côtes et remonte dans l'épaule droite. C'est une crise de colique hépatique due généralement à un calcul dans la vésicule et les canaux biliaires, et parfois, beaucoup plus rarement, à une tumeur ou même à un parasite (douve du foie).

Mais si la douleur est sourde, profonde, continue, alors c'est le foie lui-même qui est malade, surtout si je suis cardiaque et que mon foie est gorgé de sang. Notons que la même sensation peut être attribuable à un cancer et même à un appendice mal placé qui remonte sous les côtes.

J'AI MAL AU BAS DU VENTRE, À DROITE (3)

Depuis quelque temps, j'y éprouvais de vagues douleurs, mais celle-ci a débuté comme un coup de poignard, accompagnée de vomissements et de fièvre. En me palpant, je sens que l'endroit douloureux est dur. C'est une appendicite, et il faut faire appel au chirurgien.

J'AI MAL SOUS LE NOMBRIL (4)

Je souffre peut-être d'une pancréatite, car j'ai mal sous l'ombilic et tout autour, et la douleur remonte dans l'épaule gauche. Je suis soulagé quand je suis couché en chien de fusil et quand j'ai pris de l'aspirine. En plus, j'ai la diarrhée, le teint jaune, et je suis épuisé.

Par contre, je peux aussi avoir une artérite de l'artère mésentérique, l'artère qui irrigue l'intestin. C'est le cas, notamment, si j'ai déjà eu des ennuis cardiaques ou vasculaires (infarctus du myocarde, artérite, etc.). Des crampes se manifestent tout de suite après le repas. Elles sont tellement douloureuses que je me retiens de manger; j'en viens à fondre littéralement.

J'AI MAL AU BAS DU VENTRE, À GAUCHE (5)

Généralement, c'est sensible également au centre du ventre. Mes selles contiennent du sang et des glaires. C'est une maladie inflammatoire: une rectocolite hémorragique ou une maladie de Crohn.

J'AI MAL TOUT AUTOUR DU VENTRE

Le gros intestin est touché: j'ai une colite. J'éprouve tantôt une douleur sourde, tantôt des crampes, tantôt un ballonnement. Je suis soulagé par l'émission de gaz ou par une diarrhée. Je présente ces symptômes depuis des années. C'est de loin la cause la plus fréquente du mal de ventre.

Toutefois, des saignements révèlent la présence de polypes intestinaux susceptibles de dégénérer. Il convient alors de faire appel à la coloscopie.

Traitement

On trouve autant de traitements que de causes. Nous indiquerons dans un premier temps les thérapeutiques les plus utilisées dans chaque cas, en insistant sur celles qui sont moins connues, et nous passerons ensuite en revue les moyens d'action contre la douleur en général.

Pour soigner les ulcères de l'estomac ou du duodénum, les traitements à base d'anti-acides, d'antihistaminiques, tels Tagamet (même) et Azantac (Zantac), et d'antiprotons, tel Mopral (Losec), en association avec des antibiotiques, ont remplacé presque complètement la chirurgie. On peut y joindre utilement un point d'acupuncture situé sous le ventre à mi-chemin de la poitrine et du nombril, ainsi que des complexes homéopathiques de drainage gastrique.

Pour les douleurs provenant de la vésicule, il existe maintenant des produits qui dissolvent les calculs et des méthodes externes (lithotripsie) qui les fragmentent. En cas d'échec, on opère: grâce aux techniques modernes, on retire la vésicule sans incision abdominale importante.

Les pancréatites commandent l'élimination complète de l'alcool, la réduction de la consommation de graisses et l'utilisation d'extraits pancréatiques que proposent les médecines classiques ou homéopathiques: Eurobiol, Créon ou Pancréas à 5 CH, en poudre ou en suppositoires.

Les rectocolites inflammatoires sont justiciables de la prise de cortisone sous forme de comprimés mais surtout de lavements. Il en va de même du 5 Asa (Santrose).

Les polypes intestinaux sont «brûlés» au cours d'une coloscopie.

Les colites chroniques occupent une place importante car, sur 10 personnes atteintes d'une maladie du tube digestif, 6 en sont porteuses. Les douleurs de colites sont traitées en médecine classique par les antispasmodiques, dont il existe de nombreuses variétés, par exemple Baralgine et Viscéralgine. Mais nous insisterons sur trois éléments moins connus.

Deux points d'acupuncture agissent sur le ballonnement. Le premier est situé sur le bord intérieur du pied en son milieu, et l'autre sur le bord de l'avant-bras, du côté du pouce, en son milieu également (voir Aérophagie).

Un produit homéopathique fait souvent merveille: Holarrhena à 5 CH, qui agit sur les parasites intestinaux, amibes entre autres, intimement mêlés à toutes les colites; on l'associera avantageusement à China et Veratrum album, de préférence en gouttes.

Enfin, il convient de procéder à une révision ostéopathique du bassin osseux d'abord, mais aussi des organes qu'il contient. Ceux-ci sont en effet rattachés à la paroi par de vrais ligaments. En les détendant par manipulation, on guérit bien des colites.

Traitement de la crise douloureuse

Une fois éliminées les indications chirurgicales, plusieurs solutions sont proposées pour soulager la douleur.

La médecine classique prescrit essentiellement les antispasmodiques en comprimés, suppositoires, ou injections intramusculaires et surtout intraveineuses, s'il y a urgence.

On a tout de suite sous la main un point d'acupuncture situé en haut de la jambe, sur la face interne, à quatre doigts au-dessous du genou, dans l'angle que forme le tibia.

L'homéopathie indique deux médicaments à action rapide en doses à 9 CH: Colocynthis, si l'on est soulagé lorsque l'on se penche en avant, et Dioscorea, dans le cas contraire.

Et puis, le ventre n'est-il pas, avec le cœur, le centre de bien des états d'âme? Quand on n'a «rien dans le ventre», il faut se débrouiller pour «avoir du cœur au ventre», en s'efforçant de ne pas «avoir les yeux plus grands que le ventre»... surtout s'il est douloureux!

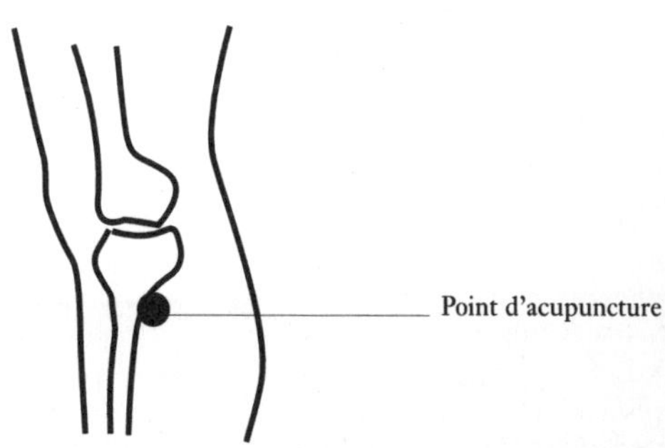

Vertiges

J'ai des vertiges. Pourquoi?

Chacun d'entre nous a déjà ressenti la sensation bien connue que traduisent des expressions comme «J'ai le tournis» ou «J'ai la tête qui tourne». Il ne s'agit pas là de ce que l'on ressent lorsqu'on regarde le vide au-dessous de soi ou lorsqu'on se trouve à bord d'un bateau par mauvaise mer, mais de la sensation de déplacement des choses autour de soi.

Les vertiges sont liés à de nombreux facteurs; aussi faut-il les analyser soigneusement en se penchant en particulier sur leurs conditions d'apparition et sur les signes associés.

Les conditions d'apparition

Si le vertige survient:

- Lorsqu'on se lève brusquement du lit, il s'agit de cette curieuse maladie qui s'appelle l'hypotension orthostatique et qui est provoquée par une descente excessive, mais sans gravité, du sang dans les pieds.
- Avant le repas, lorsqu'on est à jeun, surtout si ce repas est retardé, c'est de l'hypoglycémie, c'est-à-dire une baisse du taux de sucre dans le sang.
- Lorsqu'on change de lunettes, c'est un trouble de la vue sans gravité.
- Après un abus d'alcool, on a simplement la classique «gueule de bois» qui s'accompagne de vomissements et de maux de tête.

Les signes associés

En plus des vertiges:

On se trouve mal: il s'agit d'une syncope (voir Évanouissement).

On a mal à la tête: si cette douleur se double d'une sensation de lourdeur, ce peut être de l'hypertension artérielle; avec des battements dans les tempes, surtout si c'est localisé d'un seul côté, il s'agit alors d'une migraine.

Voyons maintenant les trois principaux points de départ des vertiges: l'oreille, la nuque et le cerveau.

On note des troubles auditifs

Ces troubles se traduisent essentiellement par des bourdonnements d'oreilles et une baisse de l'audition. Cela peut être:

- Simplement un bouchon de cire ou cérumen; sitôt qu'il est enlevé par un jet d'eau ou à la pince, les vertiges disparaissent.
- Une otite, mais le sujet présente alors de la fièvre et des douleurs.
- Une mauvaise position des petites pierres (otolithes), de la taille de grains de sable, qui se trouvent dans les liquides de l'oreille.
- Le rare mais grave neurinome, sorte de kyste sur le nerf de l'audition. Il faut intervenir vite car, en grossissant, il entraîne une paralysie de la face. Heureusement, aujourd'hui, on peut le «dessécher» sans ouvrir le crâne.

Mais surtout, il peut s'agir de:

La maladie de Ménière, due à une hypertension du liquide labyrinthique. Cette maladie sérieuse est marquée par un vertige intense, des bourdonnements d'oreilles violents et un assourdissement très net. Un signe presque certain de la maladie de Ménière est le suivant: lorsqu'on tourne l'œil vers l'intérieur ou vers l'extérieur, il se met «à battre» par petits coups saccadés dans le sens horizontal. Ces mouvements portent le nom de nystagmus.

On a des douleurs dans la nuque

Vous êtes chez le coiffeur, on vous fait un shampooing; vous avez donc la tête renversée en arrière. On vous la ramène brusquement en avant et... tout le salon de coiffure se met à tourner autour de vous. Pourquoi? Parce que, dans le haut de la colonne vertébrale, passe une artère appelée justement artère vertébrale. Celle-ci apporte le sang au cervelet et à l'oreille interne, c'est-à-dire aux centres de l'équilibre.

Un mouvement brusque de la tête pince cette artère et coupe le flux du sang vers les centres, provoquant le vertige, comme la lumière s'éteint quand on coupe un fil électrique. On observe ce phénomène lorsqu'une vertèbre du cou est déplacée ou quand de l'arthrose vient comprimer l'artère vertébrale.

Il y a une atteinte du cerveau ou du cervelet

Marquée par des troubles de l'équilibre (on ne peut se tenir debout), des crises d'épilepsie et, au niveau des yeux, des battements verticaux, cette atteinte est grave, laissant supposer une maladie nerveuse: tumeur, sclérose en plaques, etc.

Que faire lorsqu'on est pris de vertige?

D'abord, des mesures simples:

- S'allonger dans l'obscurité, si possible.

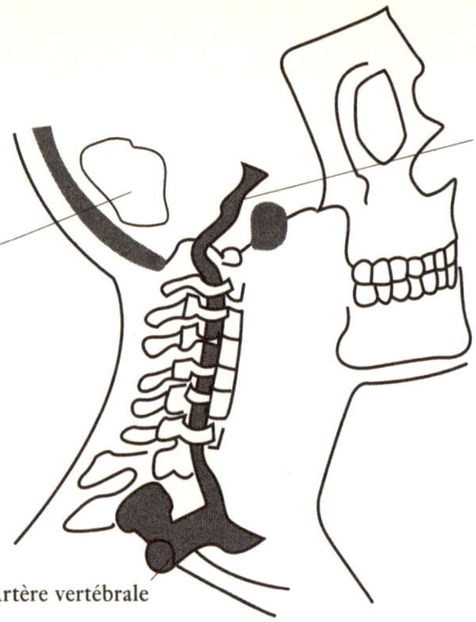

- En cas d'hypotension, se lever lentement le matin et comprimer ses jambes avec une bande pour éviter la «chute» du sang.
- En cas d'hypoglycémie, croquer du sucre si le repas tarde trop.
- Changer de lunettes, le cas échéant.

Si cela ne suffit pas, il convient de consulter les deux spécialistes principalement concernés: l'oto-rhino, qui examinera les oreilles et prescrira les médicaments appropriés, et l'ostéopathe qui, en manipulant la colonne vertébrale, décoincera l'artère du même nom.

Signalons aussi une manœuvre pratiquée par certains médecins et qui consiste à remettre en place les otolithes dont nous avons parlé plus haut par une brusque secousse.

La stimulation de deux points d'acupuncture donne de bons résultats: le premier est situé sur le crâne, à trois doigts au-dessus du pavillon de l'oreille, le second sur le dos de la main, entre les quatrième et cinquième doigts, dans le prolongement de l'espace interdigital.

Si les vertiges se répètent et deviennent quotidiens, un traitement de fond s'impose.

En homéopathie, on propose des doses de Conium et de Phosphorus à 9 CH.

En médecine classique, surtout si le sujet est âgé, on prescrit des dilatateurs de vaisseaux sanguins tels que Tanakan, Duxil et Trivastal 50, associés à des antinauséeux: Primpéran (Maxeran), Motilium (même).

Le traitement de l'hypotension orthostatique fait appel aux produits qui atténuent les chocs tensionnels, par exemple Hept-a-myl, Séglor ou Praxinor.

Le traitement de fond de l'hypertension artérielle comprend des médicaments tels que Fludex (Lozide), Aldactone (même), Trinitrine (Nitrogard-SR, Nitrong), Avlocardyl (Inderal, Apo-Propranol) et Lopril (Apo-Capto, Capoten, Novo-Captoril).

Enfin, pour la maladie de Ménière, le Serc (même) et le Tanganyl sont recommandés à raison de plusieurs comprimés par jour.

Visage, face

J'ai des douleurs au visage. Pourquoi?

La tête est certes l'une des régions les plus complexes du corps humain. Une douleur au visage peut venir des yeux, du nez, de la gorge, des oreilles ou de la bouche. Pour en déterminer avec précision la cause, on doit répondre à une série de questions dont la première est la suivante: la douleur est-elle intermittente ou permanente?

La douleur est intermittente

Elle survient comme un éclair d'une ou deux secondes, mais quel éclair! Horriblement douloureux. Une fois cet épisode passé, c'est le calme absolu jusqu'au nouvel accès, qui peut survenir des heures… ou une minute après. Il s'agit d'une névralgie faciale. Elle provient d'un nerf qui se trouve dans le visage et qui se divise en trois branches, d'où son nom de trijumeau. Chaque branche mène à un secteur particulier: l'œil, la pommette et la mâchoire. Une seule branche peut être le siège de la douleur, ou plusieurs branches à la fois. Les crises surviennent inopinément ou sont déclenchées par le froid ou un contact. Le simple effleurement d'un doigt sur une petite surface de peau appelée la zone «gâchette» suffit pour déclencher la douleur. Les mouvements du visage (rire, mastication) en font autant.

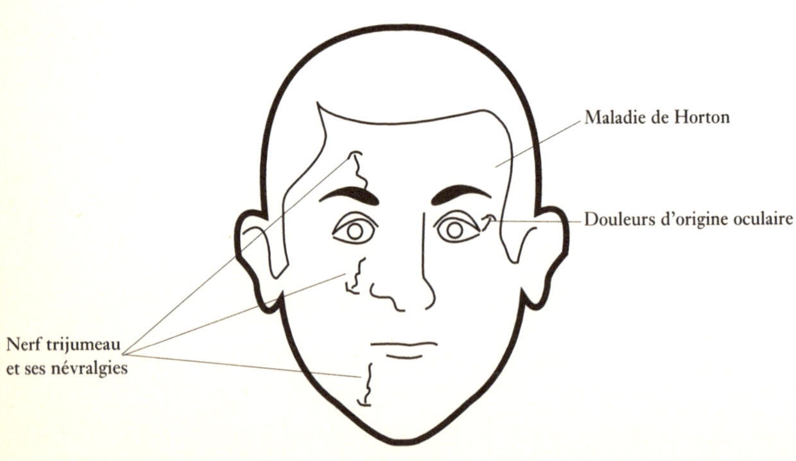

Très voisines de la névralgie faciale, les algies vasculaires de la face ne touchent qu'un œil. Elles durent parfois plusieurs heures, et reviennent en général à heure fixe pendant une période de 15 à 20 jours.

Intermittentes également, les crises de migraine frappent un seul côté de la tête, sur le front et la tempe. La crise dure des heures, voire une journée entière. Elle s'accompagne de nombreux malaises, dont des vertiges et des vomissements. La migraine, souvent familiale, est aggravée par le bruit et la lumière.

Certaines douleurs intermittentes sont provoquées par une position particulière de la tête. Par exemple, si l'on souffre d'une sinusite frontale, la douleur survient quand on baisse la tête. D'autre part, les douleurs d'origine vertébrale attribuées à tort à l'arthrose, et en réalité dues aux déplacements de vertèbres, partent de la nuque et irradient vers la tempe ou la mâchoire lorsqu'on tourne la tête.

La douleur est permanente

Dans ce cas, les organes des sens sont en général responsables.

Les yeux sont exposés à deux maladies très graves. D'abord, le glaucome, que l'on peut définir comme une crise d'hypertension des liquides de l'œil. On note des douleurs terribles, une vue qui devient floue, un œil rouge et, surtout, dur comme de la pierre. Ensuite, le zona ophtalmique, une maladie virale pouvant atteindre tous les nerfs du corps. Ici, elle affecte un des nerfs de l'œil, et elle se traduit par des bouquets de boutons sur le front, la joue et les paupières. Cette affection recèle deux dangers redoutables: au moment de la crise, des ulcères de l'œil, et par la suite, des douleurs continuelles qui peuvent littéralement rendre fou.

La bouche aussi peut être à l'origine de beaucoup de maux qui entraînent des douleurs de la face. On pense d'abord aux dents, quand elles sont cariées ou infectées (qui n'a pas souffert d'une rage de dents?). Il en va de même pour les infections des gencives (gingivites). La mâchoire, dans son articulation avec le crâne, occasionne des douleurs très vives lorsqu'elle est déplacée.

Enfin, il y a une curieuse maladie qui affecte les personnes âgées: l'artérite temporale, ou céphalée vasculaire de Horton. Les choses se passent ainsi: une tempe devient rouge et douloureuse. L'artère, bien visible sous la peau, ressemble à un ver de terre, dur au toucher. Le malade fait un peu de fièvre. Il faut intervenir sans tarder car celui-ci risque de perdre la vue.

Traitement

En vérité, l'origine du mal est tellement diverse que l'on ne peut pas proposer de traitement passe-partout (en dehors, bien sûr, des calmants traditionnels: aspirine, paracétamol, qui sont toujours un appoint utile). Nous présenterons donc ici les thérapeutiques des maladies les plus fréquentes ou les plus graves.

La névralgie faciale fait appel, curieusement, aux anti-épileptiques comme Tégrétol (même) et Dihydan (même), seuls médicaments susceptibles d'apporter un apaisement. Les résultats, très brillants, ne sont malheureusement pas toujours durables. On s'aidera de l'acupuncture avec le point des migraines situé sur le poignet (voir Tête), et de l'homéopathie avec des doses à 30 CH de Kalmia pour le côté droit, et de Spigelia pour le côté gauche. En cas d'échec de ces thérapeutiques, la chirurgie propose une opération très complexe sur le nerf.

Pour les algies vasculaires, la médecine classique recommande l'isoptine (Isoptin).

Les affections des yeux et de la bouche sont du ressort des spécialistes.

En cas de zona, l'acyclovir, Zovirax (même), est le médicament le plus actif, à administrer le plus tôt possible en combinaison avec des produits homéopathiques tels Rhus toxicodendron, Ranunculus ou Croton tiglium.

Lorsque la cause est articulaire, elle relève de l'ostéopathe.

Enfin, l'artérite temporale commande l'absorption de cortisone pour éviter la cécité.

Vomissements

Je vomis. Pourquoi?

Pourquoi vomit-on? Voilà une question qui appelle une réponse simple: parce que l'on a trop mangé ou mal digéré. En réalité, c'est parfois plus compliqué, car les vomissements révèlent dans certains cas une maladie plus sérieuse, qu'il convient de dépister.

Quelle est la nature des vomissements?

Habituellement, les aliments régurgités sont plus ou moins reconnaissables, et sont mélangés à un liquide acide, le suc gastrique. Les vomissements de bile sont verts et amers; la vésicule est alors en cause. Les vomissements de sang ont quant à eux un rapport avec l'estomac, qui présente une lésion. Parfois, la cause est évidente, mais dans d'autres circonstances, c'est plus difficile.

La cause est évidente

On a trop mangé ou trop bu. On vomit de deux à cinq heures après le repas; ça n'est d'ailleurs pas un mal, car cela nous épargne la «gueule de bois» du lendemain. On vomit par intolérance, soit:

- À un aliment: c'est une allergie alimentaire. Les plus fréquentes se rapportent au melon, aux fraises, au lait et à certains poissons.
- À un médicament; presque tous les médicaments peuvent déclencher des vomissements, mais deux catégories surtout en sont responsables: les anti-inflammatoires et les substances utilisées en chimiothérapie.

On vomit aussi parce que l'on tousse. C'est le cas de la coqueluche chez l'enfant et, surtout, de la bronchite chronique qui mine le gros fumeur.

La cause n'est pas évidente

Si elle n'est pas évidente, c'est qu'elle est en général beaucoup plus sérieuse. On prêtera attention à une partie du corps en particulier.

Si l'on considère le ventre, deux possibilités se présentent: en appuyant dessus, le ventre est dur ou mou.

S'il est dur, c'est du ressort du chirurgien. Une infection signale qu'un organe est atteint. On est en présence: d'une appendicite si la douleur est localisée dans le bas du ventre, à droite; d'une cholécystite si la vésicule biliaire est atteinte et provoque une douleur qui remonte dans l'épaule droite; d'une péritonite, ou inflammation du péritoine, si tout le ventre est plein de pus.

Il peut s'agir par ailleurs d'un trouble mécanique: perforation d'un organe (appendice ou estomac) ou, à l'opposé, obstruction d'un organe, essentiellement l'intestin: c'est alors une occlusion intestinale et, très vite, les vomissements deviennent fétides.

Tous ces cas requièrent une opération sans délai.

Si le ventre est mou, c'est du ressort du médecin. On pense avant tout à l'ulcère de l'estomac ou du duodénum, auquel cas les douleurs surviennent de deux à sept heures après les repas, associées à des brûlures et à des vomissements très acides. Plus rarement, il s'agit d'un début de jaunisse (ictère).

Le cœur aussi peut être atteint: le vomissement est un signe fréquent d'infarctus du myocarde, qui se manifeste également par des douleurs de la poitrine et du bras gauche.

Enfin, la tête: toutes les maladies graves de la tête provoquent des vomissements, particulièrement la méningite, où des vomissements «en jet» sont associés à une raideur significative de la nuque et à de la fièvre.

Heureusement, dans la majorité des cas, les causes sont moins graves, et il s'agit le plus fréquemment d'une migraine marquée par des douleurs d'un seul côté de la tête et des crises espacées. Il faut savoir que c'est la migraine qui fait vomir et non le foie, qui cause simplement la migraine.

Traitement

Le traitement dépend largement de la cause car, en définitive, le vomissement n'est qu'un symptôme qui disparaîtra après l'opération d'une appendicite, par exemple, ou après la guérison d'une toux. Mais les vomissements, outre les désagréments qu'ils occasionnent, peuvent constituer un véritable danger: en déshydratant l'organisme, ils risquent de mettre la santé en péril, d'où l'importance d'y remédier.

La médecine classique offre un éventail de médicaments dont le plus connu est la métoclopramide (Bentylol, Buscopan) en comprimés, gouttes, sirop, piqûres intramusculaires et même intraveineuses si nécessaire: Primpéran (Maxeran), Motilium (même). Depuis peu sont apparus des médicaments très puissants: l'ondansétron et le granisétron, tels Kytril et Zophren (Zofran), administrés en perfusion dans les cas graves et suivis d'une réhydratation sérieuse.

L'acupuncture utilise un point situé sur le ventre à mi-chemin de la poitrine et du nombril pour les vomissements alimentaires, et un autre… à la pointe du nez, en cas d'abus d'alcool.

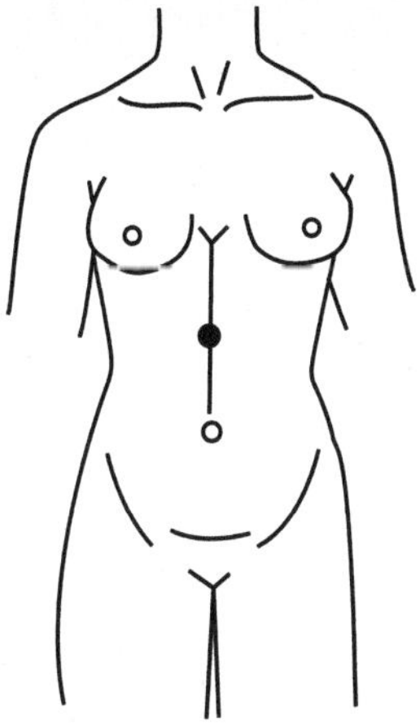

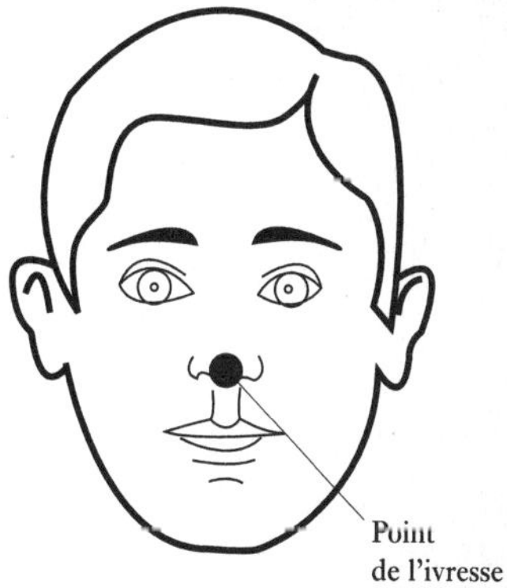

En homéopathie, le grand médicament, à prendre même dans un but préventif, est Nux vomica, associé à Ipeca, tous deux en doses à 9 CH.

Vue

J'ai la vue qui baisse. Pourquoi?

J'ai la vue qui baisse, comme tout le monde. Je m'y résigne. C'est, me dit-on, le triste privilège de l'âge. Et pourtant, certains «vieux et vieilles» lisent, écrivent, brodent sans lunettes. D'autres, à l'opposé, présentent des troubles graves de la vue dès la petite enfance. Comment s'y retrouver? Justement, en suivant la filière de l'âge, car les problèmes diffèrent selon les périodes de la vie, bien que certains soient communs à plusieurs périodes.

Chez le nourrisson

Le bébé vient de naître. On est frappé dès le premier jour par ses «gros yeux» et son larmoiement constant. C'est une urgence extrême. Il s'agit d'un glaucome congénital, et si on ne l'opère pas immédiatement, l'enfant perdra la vue.

Chez l'enfant

Certaines malformations héréditaires sont à l'origine de troubles de la vue.

La plus dramatique est la cataracte congénitale, un héritage familial. Elle peut aussi survenir à la suite d'un traumatisme. Comme chez l'adulte, on la reconnaît à l'aspect laiteux de la pupille.

Un trouble majeur à cet âge se traduit par ce qu'on appelle les vices de réfraction. Il en existe trois types:

- La myopie, où l'image se forme «trop court» en avant de la rétine.
- L'hypermétropie (et non la presbytie, réservée aux adultes), où l'image se forme «trop longue» en arrière de la rétine.
- L'astigmatisme, où les deux yeux ne sont pas parallèles (strabisme) et où, pour éviter une double image, le cerveau de l'enfant occulte un œil.

Ces anomalies demandent toutes une intervention immédiate, car elles ont tendance à s'aggraver ou à se fixer d'une manière définitive.

Chez l'adolescent

On retrouve ici les mêmes causes, particulièrement les traumatismes (attention aux balles de tennis ou de golf dans les yeux!), et les vices de réfraction que les heures d'étude nocturne n'améliorent pas. Mais il émerge aussi à cette période de la vie une malformation héréditaire: la rétinite pigmentaire. Elle est marquée par une baisse progressive et inexorable de la vision, surtout à la tombée du jour. L'examen du fond de l'œil permet d'établir le diagnostic, mais il n'existe pas de traitement classique, bien qu'on en connaisse les gènes responsables.

Chez l'adulte

L'adulte subit une perte brutale de la vision ou son affaiblissement progressif. La perte brutale de la vision, toujours dramatique, exige une intervention urgente. Deux causes essentielles peuvent être identifiées.

D'abord, le glaucome aigu par fermeture de l'angle. Qu'est-ce que cela signifie? L'œil est irrigué par deux liquides, l'humeur aqueuse et l'humeur vitrée. C'est la première qui nous intéresse ici. Elle est fabriquée en permanence en arrière de l'iris par les procès ciliaires et passe à travers la pupille vers l'avant de l'œil pour s'écouler vers l'extérieur par un petit canal. Lorsqu'un obstacle se présente sur ce trajet, la pression augmente très vite et la rétine «écrasée» ne fonctionne plus, d'où une cécité rapide. Le glaucome aigu apparaît d'un coup, marqué par un œil rouge et très dur, des maux de tête intenses, des vomissements et une baisse brutale de la vision.

La deuxième cause est l'occlusion de l'artère qui nourrit la rétine. Cette occlusion est parfois totale, entraînant une cécité brusque ou partielle qui ampute un «morceau» du champ visuel. Il n'y a ni douleur ni rougeur, et la cause en est un caillot dans l'artère.

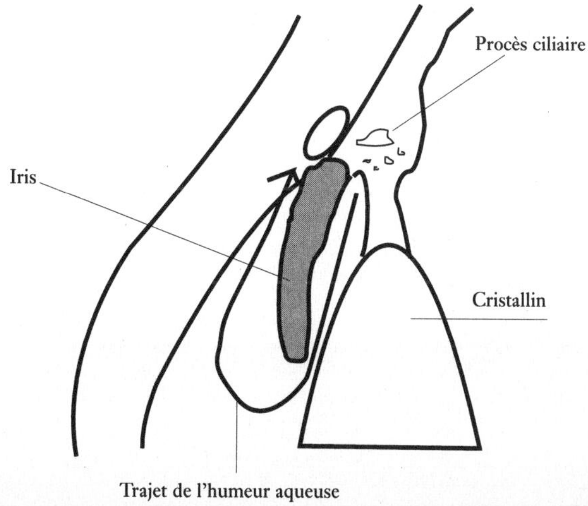

L'affaiblissement progressif de la vision est lié à trois situations:

Si la personne est diabétique, il s'agit d'une maladie de la rétine causée soit par la «faiblesse» de ce tissu nerveux (maculopathie), soit par son envahissement par des vaisseaux sanguins. C'est la cause majeure des pertes de vision en Occident. En l'absence de diabète, il faut penser:

Au décollement de la rétine. Les personnes très myopes voient apparaître des «mouches volantes» ou des éclairs lumineux, avant qu'un «voile s'étende devant la vue».

On pense aussi au glaucome dit «à angle ouvert», c'est-à-dire un excès de sécrétions de l'humeur aqueuse qui se traduit tardivement par une lacune dans une partie du champ visuel (scotome).

Enfin, rarement, et surtout chez la femme, une baisse rapide de la vision suggère une lésion du nerf optique en arrière de l'œil (névrite rétrobulbaire), souvent attribuable à une sclérose en plaques.

CHEZ LA PERSONNE ÂGÉE

Outre les raisons déjà citées, il faut mentionner ici trois causes principales de la diminution de la vue.

En premier lieu, la cataracte, dont nous avons parlé plus haut chez l'enfant. Elle est infiniment plus fréquente avec l'âge. Elle consiste en l'opacification progressive du cristallin, cette petite loupe qui nous permet d'accommoder la vision. Le trouble principal en est un éblouissement. La vue baisse très lentement.

Ensuite, l'artérite temporale. Le malade a une tempe qui gonfle et rougit en même temps qu'apparaissent de la fièvre et des douleurs articulaires. L'artère temporale est dure et douloureuse au toucher. Il faut intervenir rapidement, car la cécité peut s'installer brusquement.

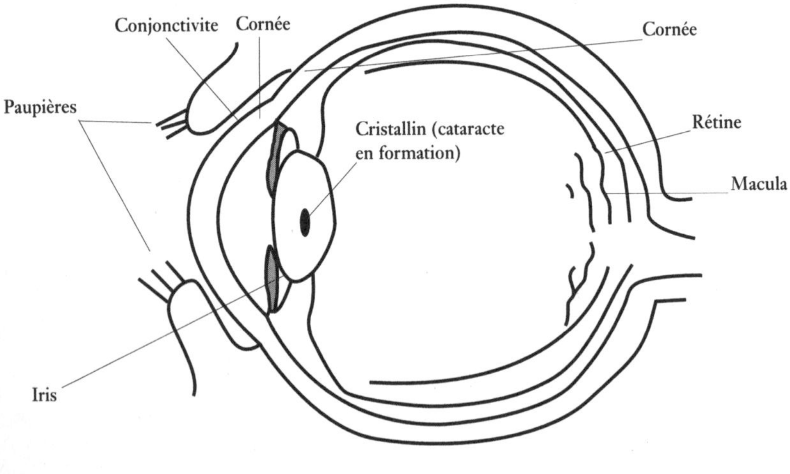

Mais la maladie la plus fréquente reste la dégénérescence maculaire, une destruction progressive de la rétine à son origine. Elle est caractérisée par des déformations de la vision: les images paraissent ondulées, puis disparaissent dans leur centre.

Et, naturellement, il faut faire une place à l'affaiblissement progressif de la vue lié à l'âge. Il est dû à la sclérose du cristallin. La vision de près est la première touchée (presbytie), le reste suit.

Traitement

Le traitement du glaucome aigu, comme celui de l'occlusion de l'artère de la rétine, consiste en l'injection intraveineuse de Diamox (même). Le glaucome chronique demande l'usage continuel de collyre bêta-bloquant: Timoptol (Timoptic), Bétanol, etc. Dans ces deux cas, l'intervention chirurgicale doit être envisagée.

L'utilisation du rayon laser apparaît aujourd'hui comme la technique de base pour traiter les décollements de rétine, les rétinites diabétiques et les dégénérescences maculaires. Lorsque la baisse de la vue est due à un vice de réfraction, la correction repose sur le port de lunettes ou de verres de contact, et maintenant sur des opérations qui corrigent la myopie. Chez l'enfant, on pratique l'obturation d'un œil pour «forcer» l'autre. La cataracte s'opère admirablement, d'autant plus que l'on place des prothèses en silicone pour rétablir l'accommodation. Il est bon d'aider la circulation sanguine du fond de l'œil avec des produits comme Trivastal, Hydergine ou Ginkor. Quant aux malformations héréditaires, elles restent, encore aujourd'hui, au-dessus de la thérapeutique classique. Néanmoins, dans tous les cas, on a intérêt à prendre des extraits de cornée et rétine en préparations homéopathiques à 5 CH, et à stimuler un point d'acupuncture situé dans l'angle interne de l'œil.

Index

Table des matières

imprimerie gagné ltée

IMPRIMÉ AU CANADA